Barbara Krähmer

Natürlich heilen und pflegen mit Rosenöl

Die Heilkraft der Rose für Körper, Geist und Seele nutzen. Mit den besten Rezepturen für Schönheit, Gesundheit und Wohlbefinden

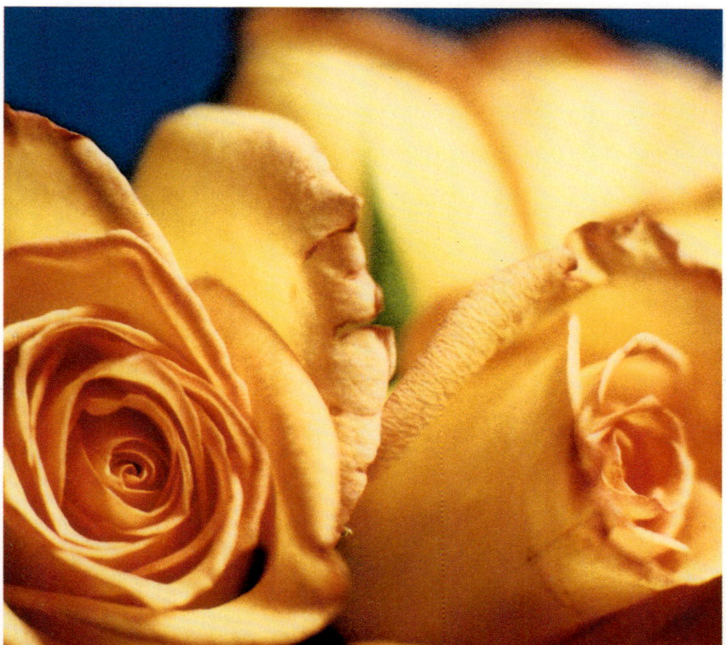

LUDWIG

Inhalt

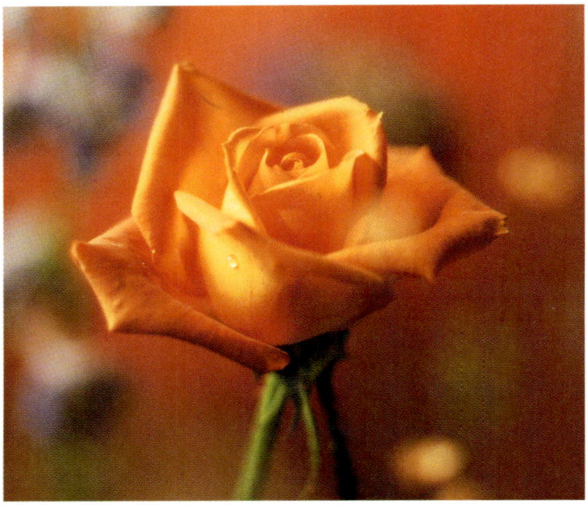

Das kostbare Rosenöl wird aus den Blütenblättern gewonnen.

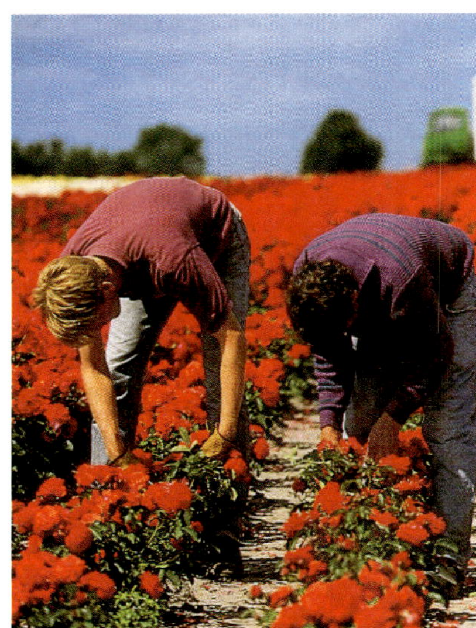

Für die Ölgewinnung werden Rosen in großem Stil angebaut.

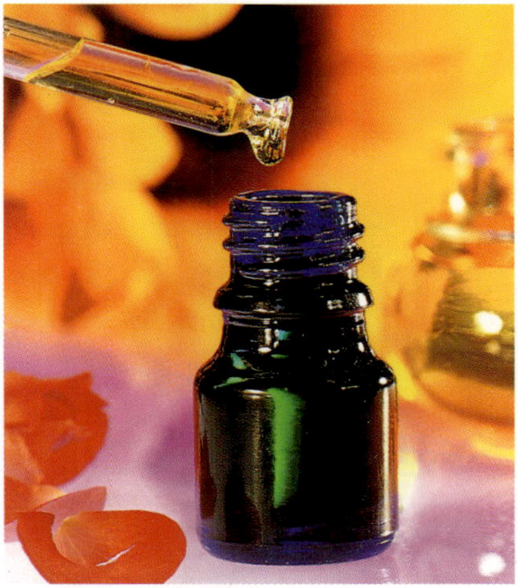

Naturreines Rosenöl wirkt harmonisierend auf Körper, Seele und Geist.

Vorwort

Die Rose ist in der Tat eine außergewöhnliche Pflanze. Alle Sprachen der Welt haben einen Namen für sie – mit Ausnahme des Eskimoischen. Ihre Bedeutung für die Menschen und ihre Kultur hebt sie im Pflanzenreich weit heraus. Barbara Krähmer zeigt das in diesem Ratgeber sehr schön an Beispielen aus Poesie und Symbolik. Dabei überwiegt verständlicherweise das Positive, Schöne, Weibliche und Heilsame. Der Duft der Rose schmeichelt unserer Seele, stimmt uns zärtlich und friedlich.

»Mich wundert, Rose, deine Güte, dass sie sich mit dem Dorn verträgt: du hast in sinnigem Gemüte gewiß den Lauf der Welt erwägt.« (Hafis, persischer Dichter, 1326–1390)

Die zwei Gesichter der Rose

Dass die Rose und ihre Symbolik noch andere, machtvolle und kämpferische Qualitäten aufweisen kann, passt nicht so gut in unsere Sehnsucht nach Harmonie. Nicht allein, dass die Rose mit ihren fünf Blütenblättern den Ursprung legte für Zauberei und Magie. Hier sei an das Pentagramm mit seinen magischen Kräften erinnert. Und vor der Welt wurden im Namen der Rose nicht nur Geheimnisse der Alchemie verborgen. Im Mittelalter war die Rose Symbol und Banner für die berüchtigten englischen Rosenkriege. Die englische Nation gründete sich im Kampf der Häuser Lancaster und York mit den Rosen Gallica und Alba in den Fahnen. Auch heute noch weist das offizielle Siegel des englischen Königshauses eine Zusammenstellung dieser beiden Rosenblüten auf.

Die starke Ambivalenz der Rose ist vorgebildet in der äußeren Erscheinung dieser wundervollen Blume. Mit ihrem unnachahmlichen Duft betört und umschmeichelt die Blüte unsere Sinne, während der Stängel sie äußerst wehrhaft verteidigt.

So wie die Rose selbst ist auch ihr wichtigstes Produkt, das ätherische Öl, keinesfalls auf das Weibliche und Weiche allein festgelegt. Wir dürfen dessen Duft (vor allem als Destillat) im besten Sinn ausgleichend nennen – mit einem deutlichen Anteil an Männlichkeit und

Stärke. Immerhin benutzt die Parfümerie für über 45 Prozent der maskulinen Duftkreationen Rosenöl als wichtigen Bestandteil, bei femininen Düften sind es 92 Prozent.

Das Wissen um die Heilkraft der Rose wird heute wieder entdeckt und aktualisiert. Im 17. Jahrhundert bestand jedes dritte Medikament aus Rosen oder hatte Rosenbeimengungen.

In Vergessenheit geraten

Die Möglichkeiten der Anwendung von Rosenöl und Rosenwasser in Therapie und Pflege sowie in der Kochkunst sind im Lauf der Zeit weitgehend vergessen worden. Es ist daher hoch verdienstvoll von Barbara Krähmer, dass sie diese wieder ans Licht befördert – und zwar in beeindruckender Fülle.

Die heilende Kraft der Rose kann in der Schönheitspflege ebenso eingesetzt werden wie bei vielen, das Wohlbefinden beeinträchtigenden Beschwerden. Es ist schön, dass auch der psychische Bereich nicht ausgespart bleibt und auf die enormen Qualitäten hingewiesen wird, die Rosendüfte spielen können – bei der pflegenden Begleitung von Menschen und vor allem in vielen Situationen des täglichen Lebens. Ich wünsche diesem schönen Ratgeber eine weite Verbreitung.

Prof. Dr. Dr. Dietrich Wabner

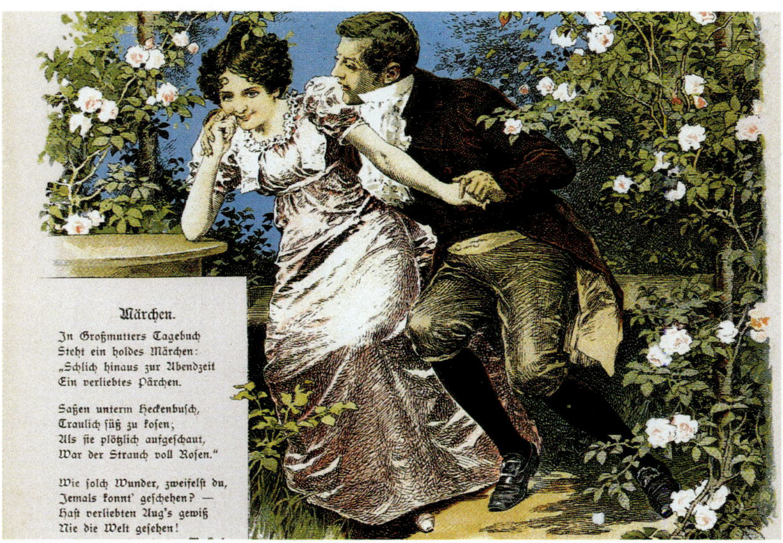

Die Liebesmacht der Rose: »Saßen unterm Heckenbusch traulich süß zu kosen. Als sie plötzlich aufgeschaut, war der Strauch voll Rosen.« (M. Koch)

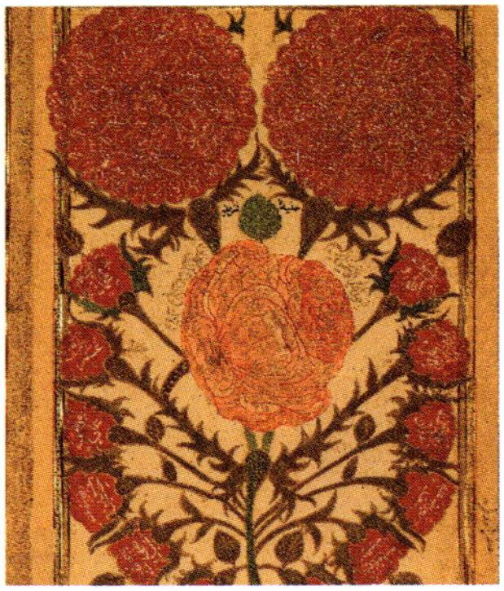

Keine andere Blume wird in so vielen Kulturen verehrt wie die Rose.

Avicenna (980–1037), der bekannte persische Arzt und Mystiker, hat seiner Lieblingspflanze Rose ein ganzes Buch gewidmet. Er, so die Perser, soll es gewesen sein, der erstmals aus Rosenblüten ätherisches Rosenöl destillierte.

Auf den Spuren der Rose

Die Rose ist seit alters der Inbegriff von Schönheit und Harmonie. Sie gilt als die Königin aller aromatischen Pflanzen und ist traditionell ein Symbol der Liebe und der Verehrung, von Dichtern viel gepriesen und den Göttern als Geschenk dargebracht.
Der Duft von Rosen ist vollkommen und hat uns Menschen als Duft des Herzens seit jeher berührt und begeistert. Es gibt heute unzählige duftende Rosensorten für den Garten. Sie tragen verlockende und wohlklingende Namen wie »Duftrausch«, »Erotika«, »New Dawn« »Lichtkönigin Lucia«, »Rose de Resht«, »Morning Jewel« und sind prächtige Töchter der einfachen fünfblättrigen Rosenblüte.

Die Essenz der Rose – das Rosenöl

Durch Destillation wird aus den Blütenblättern der Rose das ätherische Rosenöl gewonnen. Echtes Rosenöl enthält die Kraft der Rose in äußerst konzentrierter Form und ist sehr kostbar. Es wird wegen seines wundervollen Dufts und seiner umfassenden Heilwirkungen sehr geschätzt. Rosenöl hat einen harmonisierenden Einfluss auf den Geist und die Psyche des Menschen. Auch in der Schönheitspflege ist Rosenöl äußerst beliebt und ein wichtiger Grundstoff bei der Herstellung wertvoller Hautpflegeprodukte und edler Parfüms.

Pflegend, ausgleichend und heilend

In der Heilkunde wird die sanfte und doch starke Kraft der Rose bei vielerlei Beschwerden und Disharmonien erfolgreich eingesetzt. Rosenöl gilt als eines der weiblichsten Öle unter den Essenzen und leistet wertvolle Dienste in der Geburtshilfe und bei vielen typisch weiblichen Beschwerden. Durch den ausgleichenden und heilenden Einfluss auf Seele, Geist und Körper gleichermaßen gehört das edle Rosenöl heute zu den beliebtesten Essenzen in der Aromatherapie. Die Essenz der Rose ist eine wertvolle und liebevolle Begleitung in allen Lebensphasen – von der sanften Geburt bis zum friedlichen Übergang in den Tod.

Von manchen Historikern wird auch in China der Anfang der Rosenkultur vermutet. Bereits 2000 Jahre vor Christi Geburt wurden dort die ersten Rosen in Gärten angepflanzt.

Reise in die Kulturgeschichte

Keine andere Blume wurde in so vielen Kulturen verehrt und gepriesen wie die Rose, und es ranken sich unzählige Legenden und Mythen um sie. Das alte Persien wird immer wieder als die Geburtsstätte der gezüchteten Rose bezeichnet. Vermutlich wurden dort zuerst Rosen in schön angelegten Gärten angepflanzt und kultiviert. Bereits im 10. Jahrhundert kannte man in Persien Rosenöl und -wasser.

Der Schweißtropfen des Propheten

Den Persern war die Rose heilig, und in der islamischen Tradition hat sie einen besonders hohen Stellenwert. Einer arabischen Legende zufolge fiel ein Schweißtropfen des Propheten Muhammad auf die Erde, als er in den Himmel geholt wurde. Aus diesem Schweißtropfen habe Allah die Seele der Rose erschaffen. Weiterhin wird berichtet, dass die Menschen dem Propheten zu folgen pflegten, um seine Schweißtropfen aufzusammeln, denn diese verströmten den allersüßesten Wohlgeruch, nämlich den Duft der Rose. Die Schweißtropfen enthielten, so die Vorstellung, die Essenz seiner Seele.

Antiker Rosenkult

Im alten Griechenland gab es ebenso wie im alten Rom einen ausgeprägten Rosenkult. Im Palast von Knossos auf Kreta befindet sich die älteste gesicherte Darstellung einer Rose. Das 3500 Jahre alte Fresko wurde Ende des letzten Jahrhunderts entdeckt. In Griechenland war

die Rose der Liebesgöttin Aphrodite geweiht. Der Legende nach wuchs die erste Rose aus dem weißen Schaum, der Aphrodite bei ihrer Geburt bedeckte. Homer beschreibt in seiner Ilias, wie der Leichnam des Achill mit Rosenöl eingerieben wird. Später spricht Herodot von der »Rose mit den 60 Blütenblättern«, die stärker als alle andern Rosen geduftet haben soll und als Wunder galt.
Von Griechenland aus gelangte die Rose nach Rom. Dort wurde sie in verschwenderischer Weise als Dekoration bei rauschenden Festen und Gelagen verwendet. Für den enormen Bedarf wurden unvorstellbar große Rosenmengen angebaut. Da die eigenen Rosen dennoch nicht ausreichten, mussten die begehrten Pflanzen per Schiff aus Ägypten geholt werden.

Von Kleopatra wird berichtet, dass sie auf rosengefüllten Kissen ruhte und ihr ganzes Zimmer zentimeterhoch mit Rosenblättern ausstreuen ließ, wenn sie ihren Geliebten, Mark Antonius, empfing.

Sinnbild der Liebesgöttin und der Jungfrau Maria

In Ägypten war die Rose der Göttin Isis, der Schutzgöttin der Liebe und des Schicksals, geweiht. In Rom wurde die Rose durch den ausschweifenden Gebrauch zu einem Massenartikel. Gleichzeitig verlor sie ihre tiefere Bedeutung. In den ersten Jahren des Römischen Reichs war die Rose noch das Sinnbild der Venus, der Göttin der Liebe. Später verband man sie jedoch mit lasterhaftem Leben. So wurde die Rose nach dem Niedergang des Römischen Reichs von den ersten Christen als heidnische Blume verachtet. Die positive Symbolik der Rose war jedoch nicht auszulöschen – sie wurde später die Blume der Jungfrau Maria. Die weiße Rose stand für Unschuld und Reinheit, die rote für tiefe Christusliebe.

Die ersten Rosenarten

In den Klostergärten überdauerte die Rose einige Jahrhunderte als Heilpflanze. Die bekannte mittelalterliche Heilerin und Äbtissin Hildegard von Bingen (1098–1179) empfahl die Rose als Heilmittel in ihren medizinischen Büchern. Bis ins 13. Jahrhundert wuchsen nur einige wenige Rosenarten. Albertus Magnus (1200–1280), der große Naturforscher und Theologe, kannte und beschrieb die Feldrose

Rosa arvensis, die Weinrose Rosa rubiginosa und die Heckenrose Rosa canina, die in den Klostergärten gepflegt wurden. Die Kreuzritter brachten aus Syrien, dem Land der Rosen, die intensiv duftende Rosa damascena nach Europa. Ihre Bezeichnung geht auf die syrische Hauptstadt Damaskus zurück. Aus der Damaszenerrose wurde im Orient schon sehr früh Rosenöl gewonnen. Aus dem Heiligen Land kommt auch die Rosa gallica officinalis, die später zu einer wichtigen Heil- und Kosmetikpflanze wurde. Einige Jahrhunderte lang kultivierte man dann die Rose nur als Nutzpflanze.

Rosen für die Sinne

Erst in der Renaissance und im Barock schätzte man die Rose wieder vermehrt wegen ihrer Schönheit und ihres angenehmen Dufts. Im späten 18. Jahrhundert wurden in Europa Düfte für die Körperpflege und als sinnliches Element wieder entdeckt. Rosenwasser war ein beliebtes Kosmetikum und Aphrodisiakum. Auch wenn die Rose heute ein Artikel des Massenkonsums geworden ist und viele synthetische Rosenöle auf dem Markt sind, so gibt es doch viele Liebhaber echter Rosenöle, die die tiefere Bedeutung der Rose kennen und schätzen.

Als berühmteste Rosensammlerin ihrer Zeit galt die französische Kaiserin Josephine (1763–1814). Sie interessierte sich leidenschaftlich für Rosen und ließ einen großen Garten mit allen damals bekannten Sorten anlegen.

Symbolik und Poesie

Die Rose als Sinnbild des Herzens

Die Symbolik der Rose ist durch ihre universelle Anziehungskraft überaus vielfältig und komplex. Als Sinnbild des Herzens steht sie hauptsächlich für Liebe, Schönheit und Göttlichkeit, aber auch für Leben und Tod, Leidenschaft und Erotik.

In der arabischen Welt wird dem Duft der Rose große Bedeutung zugemessen, war die Rose doch eine mächtige Quelle der Inspiration für Poeten und Mystiker. Über die Vorliebe der Araber für feine Düfte wird in den Märchen aus Tausendundeiner Nacht erzählt. Scheherazade berichtet dort über den Gesang der Blumen und beginnt mit der

arabischen Lieblingsblüte, der Rose. Ihre Vorzüge bestünden vor allem darin, dass sie bei den Liebenden starke Gefühle hervorrufe.
In der persischen Literatur erscheint immer wieder die Nachtigall als Freundin und Liebhaberin der Rose. Beide symbolisieren Lebensfreude, Schönheit und Anmut. Ihre wechselseitige Liebe gehört zu den ältesten Mythen.

Symbol der menschlichen Bewusstwerdung

Aus einer geistigen Anschauungsweise hat die Rose in Persien, dem Heimatland der Rosen, eine ähnliche Bedeutung wie in Indien die Lotusblume. Hier gilt die Rose als Symbol der menschlichen Bewusstwerdung und der Suche nach Wahrheit.
Aus mystischer Sicht ist sie Ausdruck für die Einheit in der Vielfalt. Alle Blätter einer Rose vereinen sich in der Blüte zu einem Ganzen. Die Form der Rose hat die Dichter an die Sonne erinnert, in der sich die Kraft des Göttlichen manifestiert.
Dschelaluddin Rumi, ein großer persischer Dichter und Mystiker des 13. Jahrhunderts, berührt mit seiner zeitlosen Lyrik damals wie heute die Menschen in ihrem innersten Wesen. In seinen Gedichten betrachtet er nicht nur das äußere Erscheinungsbild der Rose, sondern er erkennt in ihrem Duft auch die Welt jenseits der sichtbaren Wirklichkeit. So hat der Duft der Rose, die Essenz der Rose, eine Entsprechung in der Seele der Rose und damit eine direkte Verbindung zur Seele des Menschen.

»Die Rose ist das höchste Liebeszeichen. Dem Herzensfreund will ich die Rose reichen.« (Dschelaluddin Rumi)

Gedanke nicht noch Welt begreifen Rose.
Sie kommt als Botin aus dem Garten Seele,
Des Schönen Sinn und Spiegel ist die Rose.
Von neuen Kräften wird der Geist durchdrungen,
Sooft er schlürft die Süßigkeit der Rose.
Wie einst durch Abrams Einhauch Vogel-Leben
Erwacht durch Frühlingshauch das Herz der Rose.
O Schließe dir den Mund mit Rosenknospen.
Und lerne schweigend lächeln wie die Rose.

Die Rose in der Dichtkunst

Johann Wolfgang von Goethe liebte die Rose als »das Vollkommenste, was unsere Kultur als Blume gewähren kann«. Er sah in ihr nicht nur Liebe und Schönheit, sondern auch »das Unvergängliche, es ist das ewige Gesetz, wonach die Ros' und Lilie blüht«. Eines seiner Gedichte gibt die Symbolik der Rose einzigartig treffend wieder:

Als Allerschönste bist du anerkannt.
Bist Königin des Blumenreichs genannt.
Unwidersprechlich allgemeines Zeugnis,
Streitsucht verbannend wundersam Ereignis!
Du bist es also, bist kein bloßer Schein.
In dir trifft Schaun und Glauben überein:
Doch Forschung strebt und ringt, ermüdend nie.
Nach dem Gesetz, dem Grund Warum und Wie.

Auf Rilkes Grabstein im schweizerischen Raron steht der folgende rätselhafte Vers geschrieben:
»Rose, o reiner
Widerspruch!
Lust, niemandes Schlaf
zu sein
unter soviel Lidern.«

Rainer Maria Rilke, der große, feinsinnige deutsche Lyriker, liebte Rosen über alles und hatte ein sehr inniges Verhältnis zu ihnen. In den »Sonetten an Orpheus« versucht er, ihr Geheimnis zu ergründen:

Rose, du thronende, denen im Altertume
warst du ein Kelch mit einfachem Rand.
Uns aber bist du die volle zahllose Blume,
der unerschöpfliche Gegenstand.
In deinem Reichtum scheinst du wie Kleidung um Kleidung
um einen Leib aus nichts als Glanz;
aber dein einzelnes Blatt ist zugleich die Vermeidung
und die Verleugnung jedes Gewands.
Seit Jahrhunderten ruft uns dein Duft
seine süßesten Namen herüber,
plötzlich liegt er wie Ruhm in der Luft.
Dennoch, wir wissen ihn nicht zu nennen, wir raten ...
Und Erinnerung geht zu ihm über,
die wir von rufbaren Stunden erbaten.

Rosen und Rosenöle

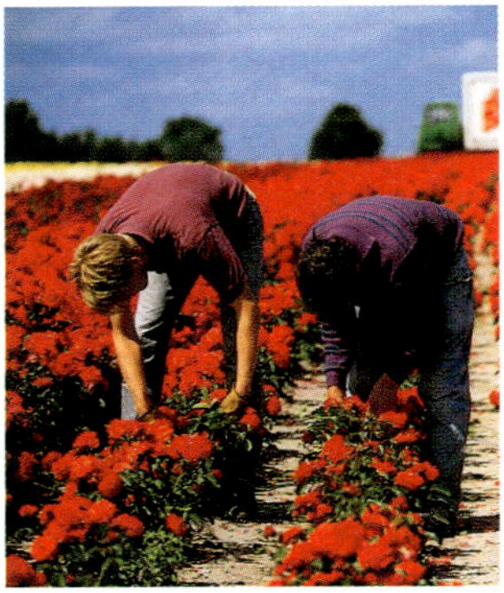

Für die Ölgewinnung werden Rosen in großem Stil angebaut.

Eine kleine Rosenkunde

Zur Familie der Rosengewächse (Rosaceae) gehören mehr als 3000 verschiedene Arten. Auch alle wichtigen Obstgehölze wie z. B. Apfel und Birne und Wildgehölze wie etwa Schlehe und Weißdorn zählen zu dieser großen Familie.

In der Botanik wird jede Pflanze klassifiziert, indem der erste Name die Gattung bezeichnet und der zweite die Art. Die Gattung der Rose trägt den Namen Rosa. Ein x zwischen beiden Bezeichnungen steht für eine Kreuzung. Es gibt unzählige Rosensorten, weltweit sind es zur Zeit etwa 9000. Allein bei den Wildrosen findet man über 100 Arten, von denen die Hundsrose (Rosa canina) die bekannteste ist. Die anmutige Wildrose trägt fünf rosafarbene Blütenblätter und fünf Kelchblätter. Diese ursprüngliche Blütenform wird als einfache Rosenblüte bezeichnet. Rosensorten mit einer halbgefüllten Blüte tragen bis zu 19 Blütenblätter, sie sind sozusagen zivilisierte Wildrosen. Eine gefüllte Blüte trägt bis zu 39 Blütenblätter, eine stark gefüllte 40 und mehr. Letztere, die Edelrosen, sind wohlproportionierte und ästhetische Kostbarkeiten für Gartenfreunde.

Für die Herstellung von ätherischem Rosenöl werden in erster Linie die ursprünglichen Duftrosen Rosa damascena und Rosa centifolia verwendet.

Alte und Neue Rosen

Zur Klassifizierung wird zwischen so genannten Alten Rosen und Neuen Rosen unterschieden. Der Begriff »Alte Rosen« bezeichnet Rosenklassen, die in Asien bereits lange vor unserer Zeitrechnung, in Europa im Mittelalter und bis in das 19. Jahrhundert hinein entstanden und kultiviert wurden.

Die ältesten Klassen sind die Damaszenerrose, die Gallicarose und die Albarose. Aus ihnen entstand eine neue, vierte Klasse, die Zentifolie. Bis zum Ende des 18. Jahrhunderts gab es in Europa nur 30 bis

40 Rosensorten. Sie waren frosthart, ausdauernd, stark duftend und blühten nur einmal im Sommer. Diese Alten Rosen bildeten die Grundlage für alle folgenden Hybriden, die als Neue Rosen bezeichnet werden. Durch den Einfluss der Rosen liebenden französischen Kaiserin Josephine entstanden zu Beginn des 19. Jahrhunderts unglaublich viele neue Varietäten. Von Reisenden entdeckte Rosen aus China und Japan wurden eingekreuzt. Durch diese fernöstlichen Einkreuzungen entstanden weitere Rosenklassen mit öfter blühenden Sorten, und es entwickelte sich eine große Vielfalt an Farben und Formen. Heute werden Alte Rosen wegen ihres Dufts und ihrer Widerstandsfähigkeit wieder geschätzt.

Die Urahnin aller heutigen Rosensorten war eine einfache Wildrose mit fünf Blütenblättern. Anhand von Untersuchungen fossiler Funde hat man festgestellt, dass es bereits vor 40 Millionen Jahren Rosen auf der Erde gab.

Rosa gallica

Die auch Essigrose oder Apothekerrose genannte Rosa gallica ist wahrscheinlich die älteste Nutzrose und stammt vermutlich aus Persien. Sie duftet sehr intensiv, ist äußerst widerstandsfähig und Urahnin vieler Alter Rosen. Ursprünglich blühte sie als wilde Rose mit fünf rosafarbenen, rötlich schimmernden Blättern. Später entstanden viele verschiedene Arten.
Die bekannteste, die Rosa gallica var officinalis, die so genannte Apothekerrose, wurde bereits im Mittelalter in Europas Klostergärten für medizinische Zwecke angebaut. Ein berühmter Gallicaabkömmling ist die Versicolor mit hellrosa und rot gestreiften Blüten. Eine ganz besonders schöne Sorte mit gefüllten Blättern in zarten Farbtönen ist die nach der ägyptischen Fruchtbarkeitsgöttin benannte Belle Isis. Die Essigrose spielt bei der Gewinnung von ätherischen Rosenölen heute keine so große Rolle mehr.

Rosa damascena

Die Damaszenerrose haben vermutlich die Kreuzritter aus Syrien eingeführt. Sie ist eine enge Verwandte der Rosa gallica. Die dicht gefüllten Blüten verströmen einen für diese Rose typischen, schweren und üppigen Duft. Eine der besten aus dieser Gruppe für den Garten ist

die Sorte Rose de Resht. Mit ihren leuchtend roten, kleinen und stark gefüllten Rosettenblüten und ihrem intensiven Duft ist sie die einzige öfter blühende Damaszenerrose. Eine für Rosenliebhaber und -liebhaberinnen besonders empfehlenswerte Sorte ist auch die Rosa damascena Isphahan. Mit ihren großen, rosafarbenen und dichtgefüllten Blüten und ihrem köstlichen Damaszenerduft erfreut sie durch ihre lang anhaltende Blüte.
Die Sorte Rosa damascena trigintipetala mit ihrem außerordentlich intensiven Duft wird auch als Ölrose bezeichnet, weil sie sich sehr gut zur Destillation eignet. An einem frostgeschützten Platz gedeiht die rosafarbene Heckenrose viele Jahre lang.

Die Destillationsapparaturen, wie sie heute zur Gewinnung von Rosenöl verwendet werden, wurden gegen Ende des 19. Jahrhunderts entwickelt.

Rosa centifolia

Die Zentifolie, auch als 100-blättrige Rose, Kohlrose oder Provencerose bezeichnet, ist eine Kulturform der Rosa gallica. Holländische Züchter entwickelten diese wunderbare Rose mit einer ganz neuen Blütenform. Die runde Knospe mit den schwungvoll gefiederten Blütenblättern ist dicht gefüllt und erscheint in verschiedenen Rosatönen. Ihr Duft ist intensiv, süß-blütig und betörend. Als Bauernrose stand sie in vielen Gärten und war Blumenmotiv für niederländische Maler. Von besonders schönem Wuchs sind die Sorten Rosa centifolia major, die große Zentifolie, und Rosa centifolia La noblesse. Die Zentifolie wird hauptsächlich in Frankreich und in Marokko zur Gewinnung von Rosenabsolue angebaut.

Rosenöle – Herkunft und Gewinnung

Seit der Antike wurde versucht, den Duft von Rosenblüten für den Menschen nutzbar zu machen. Es wurden parfümierte Salben hergestellt, indem man die Blütenblätter in Fette oder Öle legte. Die auf diese Weise mit dem Duft getränkten Öle der Ägypter, Griechen und Römer waren nicht das, was wir heute als echtes Rosenöl bezeichnen, denn sie waren an eine fetthaltige Basis gebunden.

Attar – das Rosenöl des Orients

Die Inder kannten schon sehr früh einfache Destillationsapparaturen. Perfektioniert wurde das Verfahren der Wasserdampfdestillation jedoch im 10. Jahrhundert von arabischen Ärzten. Dem berühmten persischen Arzt Avicenna gelang erstmals die schonende Gewinnung des reinen, hochwertigen ätherischen Rosenöls. Im Orient war das destillierte Rosenöl unter dem Namen »Attar« weit verbreitet. In der englischen Sprache heißt Rosenöl heute noch »Attar of Roses«.

Rosen für die Ölgewinnung

Unter den vielen Rosenvarietäten werden heute hauptsächlich Rosa damascena und Rosa centifolia zur Ölgewinnung verwendet. Hauptlieferanten für Rosenöle sind derzeit Bulgarien, die Türkei, Marokko und die Ukraine. Die 30-blättrige Rose von Damaskus, die Rosa damascena tringintipetala, wird außerdem im Iran, in Saudi-Arabien und in Russland angebaut. Diese Varietät ist leicht zu kultivieren und ergibt ein qualitativ hochwertiges Rosenöl. Sie blüht allerdings nur einmal pro Saison und muss in ungefähr 40 Tagen in den Monaten Mai und Juni geerntet werden.

Der persische Heilkundige Avicenna war es übrigens auch, der mit seinem medizinischen Lehrbuch einen wesentlichen Beitrag zur abendländischen Heilkunde lieferte.

Die Wasserdampfdestillation

Das Öl der Rosa damascena wird hauptsächlich durch das Verfahren der Wasserdampfdestillation gewonnen. Dazu werden die Rosenblüten in den frühen Morgenstunden von Hand gepflückt. Zu dieser Zeit ist der Gehalt an ätherischem Öl am höchsten. Die Blütenblätter dürfen nicht durch Feuchtigkeit geschädigt werden, deshalb wird vorzugsweise bereits wenige Stunden nach der Ernte destilliert.
Die Pflanzen werden zur Destillation in einen großen, zylindrischen Bottich eingefüllt. In einem Kessel wird Wasser erhitzt, bis Dampf entsteht. Sobald dieser einen bestimmten Druck erreicht hat, wird er in den Behälter mit den Blütenblättern geleitet. Der heiße Wasser-

dampf entzieht den Pflanzen alle flüchtigen Duftstoffe. Danach leitet man den gesättigten Dampf zur Abkühlung durch ein Rohrsystem mit einer Kühlschlange. Bei der Kondensation entsteht nun ein Gemisch aus Wasser und ätherischem Öl. Anschließend wird das ätherische Öl abgeschöpft. Die zurückbleibende Flüssigkeit ist Rosenwasser, auch Rosenhydrolat genannt. Das so gewonnene Rosenöl hat eine klare bis leicht grünliche Farbe und den typischen süß-blumigen Rosenduft.

Beim Kauf eines Rosenöls ist es sehr wichtig, das Etikett genau zu studieren. Wie andere edle Blütenöle, z. B. von Jasmin oder Orangenblüten, wird es häufig mit anderen Substanzen gestreckt oder synthetisch nachgeahmt. Worauf Sie beim Kauf achten müssen, finden Sie ab Seite 19.

Echtes Rosenöl – kostbar und teuer

Bei der natürlichen Ölgewinnung per Dampfdestillation wird sehr viel Pflanzenmaterial benötigt. Zur Herstellung eines Liters ätherischen Rosenöls werden 4000 bis 8000 Kilogramm Rosenblütenblätter benötigt. Dies erklärt den enorm hohen Preis von echtem Rosenöl. Rosenöl wird leider, wie viele andere kostbare ätherische Öle, häufig und gekonnt verfälscht. Bulgarisches Rosenöl gilt aufgrund seiner Inhaltsstoffe als das beste. Auch das türkische Rosenöl erfreut sich heutzutage immer größerer Beliebtheit. Destilliertes Rosenöl wird für exklusive Parfüms, in der Kosmetik und in der Aromatherapie verwendet.

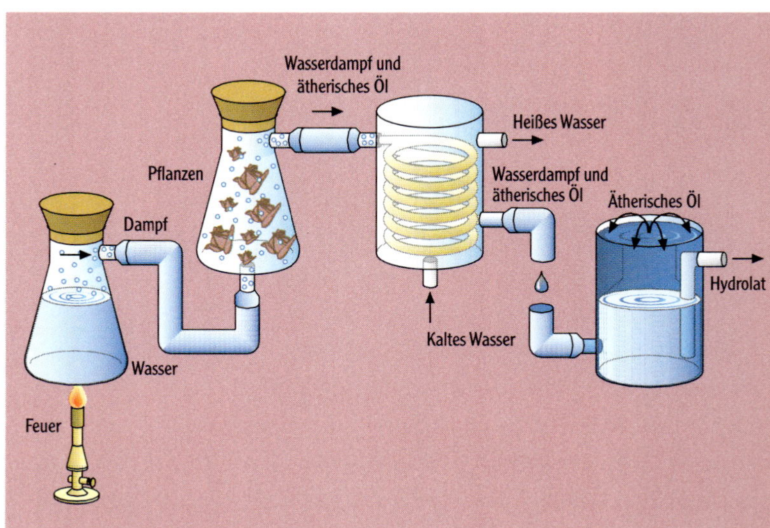

Das Ergebnis der Wasserdampfdestillation sind ätherisches Rosenöl und Rosenwasser.

Die Extraktion

Durch das Verfahren der Extraktion wird Rosenabsolue (auch: Rosenabsolute) gewonnen. Dafür verwendet man hauptsächlich Rosa centifolia, die in Marokko, Frankreich und Ägypten angebaut wird.
Bei der Extraktion werden die Duftstoffe mit Hilfe eines geeigneten Lösungsmittels wie Hexan oder Methanol aus den Blüten herausgelöst. Durch die anschließende Behandlung mit Alkohol können Wachse und Lösungsmittelreste wieder entfernt werden, den Alkohol destilliert man anschließend ab. Das so entstandene Rosenabsolue hat eine rötlich-bräunliche Farbe und ist etwas zähflüssig. Sein Duft ist süß, würzig, blumig und warm. Wegen ihres ganz besonders intensiven Dufts sind Absolues in der Parfümherstellung sehr beliebt.

Rosenabsolue und destilliertes Rosenöl haben eine unterschiedliche chemische Zusammensetzung und Wirkung. Beim destillierten Rosenöl überwiegen die therapeutischen, beim Absolue die parfümistischen Eigenschaften.

Nur zur äußerlichen Anwendung

Das per Extraktion gewonnene Rosenabsolue enthält noch geringste Spuren von Lösungsmitteln. In der Regel wird bei diesem Verfahren das so genannte Food-Grade-Hexan verwendet. Dieses Lösungsmittel ist auch in der Lebensmittelverarbeitung zugelassen. Die Lösungsmittelreste im Rosenabsolue sind wegen der sehr geringen Mengen im Prinzip unbedenklich, und mittlerweile sind auch rückstandsfreie bzw. rückstandskontrollierte Absolues erhältlich. Dennoch wird empfohlen, ein Absolue nur zur äußerlichen Anwendung zu benutzen.

Duft und Aussehen

Das destillierte Öl der Rosa damascena ist von hellgelber, leicht grünlicher Farbe. Sein typischer Rosenduft ist voll-blumig, mit einer sanften Süße, einer gewissen Wärme und einem leicht würzig-holzigen Unterton. Durch seine vielfältigen Nuancen wirkt dieser Duft ausgesprochen füllig. Das türkische Damaszenerrosenöl ist meist noch eine Spur süßer und lieblicher.

Das orangegelbe bis bräunliche Rosenabsolue der Rosa centifolia ist dickflüssig bis zäh in seiner Konsistenz. Der Duft ist intensiv rosigblütig mit einer balsamisch weichen, honigartigen Süße und einer warmen, tiefen Note. Dieser Duft ist in sich so vielfältig und rund wie ein wohl abgestimmtes Parfüm. Aus diesem Grund ist dieses Öl sehr beliebt in der Parfümindustrie.

Das im Rosenöl reichlich enthaltene Citronellol gehört chemisch zu den Monoterpenalkoholen. Diese sind besonders mild und hautverträglich, haben tonisierenden Einfluss auf das Nervensystem und wirken gegen Mikroorganismen.

Chemische Zusammensetzung

Der chemische Aufbau von Rosenölen ist äußerst komplex. Sie bestehen aus mehr als 400 Einzelsubstanzen, die noch nicht alle identifiziert sind.

Die Hauptbestandteile sind Citronellol, Geraniol, Nerol, Linalool, Phenylethylalkohol, Farnesol und Stearoptene. Für den charakteristischen Duft von Bedeutung sind auch einige, nur in Spuren enthaltene Stoffe wie Rosenoxid und Beta-Damascenon.

Die mengenmäßige Zusammensetzung verschiedener Rosenöle ist abhängig von der Sorte und vor allem vom Herstellungsverfahren. Rosenabsolues enthalten einen hohen Anteil an Phenylethylalkohol, welcher für den intensiven, häufig als berauschend bezeichneten Duft verantwortlich ist. Bei den destillierten Rosenölen sind Citronellol und Geraniol die Hauptsubstanzen.

Je nach Anteil der chemischen Substanzen werden die verschiedenen Rosenöle für unterschiedliche Zwecke eingesetzt.

Therapeutisch wirksame Inhaltsstoffe

Einige Inhaltsstoffe wurden wissenschaftlich auf ihre therapeutische Wirkung hin untersucht.

Es ist nachgewiesen, dass Citronellol, Geraniol und Nerol antirheumatischen Effekt haben. Phenylethylalkohol und Eugenol wirken hemmend auf das Keimwachstum und haben betäubende Eigenschaften. Farnesol ist sehr hautfreundlich und wirkt gleichzeitig antibakteriell und desodorierend.

Die wichtigsten chemischen Bestandteile

	Rosa damascena Destillat Türkei	**Rosa damascena** Destillat Bulgarien	**Rosa centifolia** Absolue Marokko
Inhaltsstoffe in %			
Citronellol	51,3	38,9	16,2
Geraniol	11,7	17,3	6,4
Phenylethylalkohol	1,3	0,7	51,02
Linalool	1,1	2,6	1,45
Rosenoxide	0,6	0,4	0,35
Mythyleugenol	2,5	1,7	0,3
Farnesol	0,7	1,4	0,2
Stearoptene	12,2	15,6	3,45

Es gibt moderne Analyseverfahren wie die Gaschromatografie und die Massenspektroskopie, mit deren Hilfe ein ätherisches Rosenöl auf seine Naturreinheit hin überprüft werden kann. Eine gute und trainierte Spezialistennase kann meist auch den Unterschied herausriechen.

Einkauf und Aufbewahrung

Wer in den Genuss der vielfältigen positiven Wirkungen von Rosenöl kommen will, sollte einige Dinge wissen. So gibt es beispielsweise eine Vielzahl von Produkten, die qualitativ minderwertig sind. Es empfiehlt sich bei Rosenöl unbedingt, nicht an der falschen Stelle zu sparen.
Im Handel erhält man das kostbare, echte Öl derzeit zu Preisen, die zwischen 30 und 60 DM pro Milliliter liegen.

Verfälschungen mit anderen Duftstoffen

Weil sich Rosenöl so großer Beliebtheit erfreut, echtes aber teuer ist, wird immer wieder versucht, Käufer und Käuferinnen durch Verfälschungen zu täuschen. Entweder werden echtem Rosenöl andere ätherische Öle wie z. B. Geranium, Palmarosa oder Zitronellgras beigefügt, oder das Öl wird mit synthetischen Duftstoffen »gestreckt«. Heutzutage ist es ein Leichtes, Rosenöle synthetisch herzustellen. Diese so genannten Rekonstruktionen werden dann von manchen

Händlern dem natürlichen Produkt beigemischt. Rosenöle, die ohne weitere Angaben als Duftöle bezeichnet oder mit dem Begriff »naturidentisches Rosenöl« versehen sind, wurden synthetisch hergestellt. Diese synthetisierten Rosenöle duften zwar sehr stark, haben jedoch keinen aromatherapeutischen Wert. Im Gegenteil: Sie können sogar allergische Reaktionen oder Kopfschmerzen hervorrufen.

Wird das Rosenöl nur als »natürlich« ausgewiesen, könnten ihm andere natürliche Substanzen beigemischt sein. Der Begriff »naturidentisch« ist sehr irreführend, er hat mit Natürlichkeit nichts zu tun. Hier handelt es sich um ein synthetisiertes und dadurch billigeres Produkt.

Woran man ein gutes Rosenöl erkennt

Sehen Sie sich beim Kauf eines Rosenöls das Etikett genau an. Sie haben aufgrund des Gewinnungsverfahrens die Wahl zwischen einem destillierten Rosenöl und einem Rosenabsolue. Handelt es sich um ein Rosendestillat, sollte dies mit dem Qualitätsmerkmal »100 Prozent naturreines ätherisches Öl« ausgezeichnet sein. Die Bezeichnung »naturrein« bedeutet so viel wie unverfälscht, d.h. dieses Produkt wurde durch ein physikalisches Herstellungsverfahren gewonnen. Es ist nicht durch Beimengungen verändert, sondern so belassen, wie die Natur es uns schenkt. Ein Rosenabsolue sollte als »natürlicher Pflanzenauszug« deklariert sein; dieser gilt jedoch aufgrund des Gewinnungsverfahrens durch chemische Lösungsmittel nicht als naturrein (siehe Seite 17).

Seriöse Anbieter deklarieren ihre Produkte genau. Auf dem Etikett sollten vermerkt sein:

- Der vollständige botanische Name, z.B. Rosa damascena
- Das Ursprungsland, z.B. Türkei, Bulgarien oder Marokko
- Das Gewinnungsverfahren, z.B. durch Wasserdampfdestillation oder durch Extraktion

Bezugsquellen und Mengen

Echtes Rosenöl finden Sie in Naturkosmetik- und Naturkostläden sowie in Reformhäusern und Fachgeschäften für Aromaöle. Naturreines Rosenöl wird aufgrund des hohen Preises in sehr kleinen Mengen angeboten, meistens enthalten die Fläschchen ein oder fünf Milliliter Öl. Die genaue Dosierung des kostbaren Öls erleichtert eine Pipette.

Haltbarkeit und Lagerung

Die Qualität von echtem Rosenöl verändert sich durch Licht, Sauerstoff und Wärme.

▶ Bewahren Sie deshalb Rosenöl bei gleichbleibender mittlerer bis kühler Raumtemperatur in dunklen Glasfläschchen auf.

▶ Rosenöl nicht in die Sonne oder in die Nähe einer anderen Wärmequelle stellen.

▶ Vermeiden Sie weitgehend den Kontakt des Öls mit Sauerstoff, verschließen Sie also nach Gebrauch das Fläschchen sofort wieder.

Rosenöl hat eine Haltbarkeit von mindestens fünf Jahren. Bei Rosenöl ist es wie bei einem guten Wein – es reift. Das Duftbild wird mit den Jahren intensiver und voller, so dass das Öl an Qualität gewinnt, je älter es wird. Bei den Produkten der meisten Hersteller ist auf dem Etikett ein Haltbarkeitsdatum angegeben.

Rosen- und Lavendelöl sind so hautfreundlich, dass sie im Gegensatz zu den meisten anderen ätherischen Ölen direkt auf die Haut aufgetragen werden können. Für die meisten Anwendungen empfiehlt sich jedoch eine Verdünnung.

Sicherheitshinweise

Rosenessenz ist wie alle anderen ätherischen Öle ein hoch konzentrierter Pflanzenwirkstoff. Zur Anwendung wird er in einem geeigneten Medium verdünnt. Ätherische Öle haben bei richtiger Anwendung keine schädigenden Wirkungen auf den Organismus, können jedoch bei falscher Verwendung und zu hoher Dosierung zu unerwünschten Nebenwirkungen führen.

Die hier vorgestellten Anwendungsmöglichkeiten zur Unterstützung von Wohlbefinden, Schönheit und Gesundheit ersetzen bei Beschwerden in keinem Fall eine ärztliche Behandlung!

▶ Bringen Sie das Rosenöl und andere ätherische Öle nur in Verdünnung auf Haut und Schleimhäute.

▶ Halten Sie sich bitte an die jeweils in den Rezepten angegebenen Dosierungen.

▶ Rosenöl (und andere ätherische Öle) sind keine Arzneimittel zur innerlichen Anwendung.

▶ Bewahren Sie ätherische Öle außer Reichweite von Kindern auf.

▶ Suchen Sie bei gesundheitlichen Problemen einen Arzt auf.

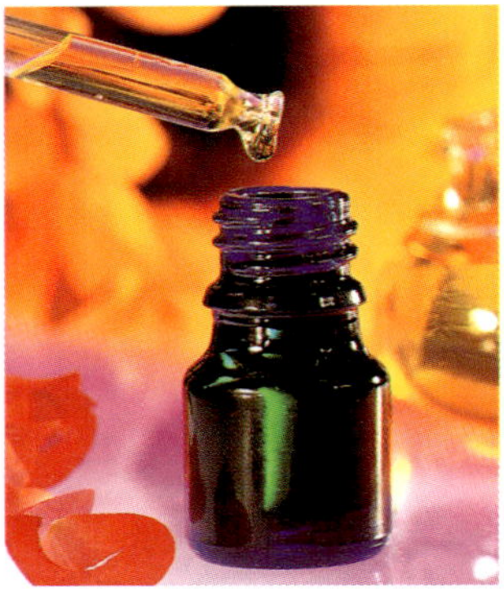

Naturreines Rosenöl ist ein umfassendes Heilmittel.

Für Körper, Seele, Geist

Rosen haben eine lange Tradition in der Schönheitspflege, in der Volksmedizin und in der Kräuterheilkunde. Sie wurden in der chinesischen, indischen, ägyptischen und arabischen Medizin ebenso wie in der europäischen Heilkunde des Mittelalters häufig verwendet. Die Anwendungsbereiche waren aufgrund der umfassenden Wirkung sehr vielfältig. Die Rose diente als allgemeines Stärkungsmittel, wurde eingesetzt zur Behandlung von Gemütskrankheiten und bei vielen entzündlichen Prozessen im Körper.

Rosenöl als Therapeutikum

In den neunziger Jahren haben sich mehrere bulgarische Wissenschaftler mit der Heilkraft von Rosenöl beschäftigt. Ihre Studien bestätigen die bereits seit langem bekannten Wirkweisen. Nicht nur die antibakteriellen, krampflösenden und kühlenden Eigenschaften von Rosenöl konnten wissenschaftlich bestätigt werden, sondern auch die beruhigenden Wirkungen auf das Herz-Kreislauf-System und die stärkenden Einflüsse auf Magen, Darm, Nieren und Leber.

Auch Professor Dietrich Wabner von der Technischen Universität München hat über viele Jahre hinweg die Eigenschaften von Rosenöl und seine Anwendungsmöglichkeiten in Medizin und Kosmetik erforscht. Er konnte in seinen Arbeiten die außerordentlich positiven Einflüsse von ätherischem Rosenöl auf die Haut und vor allem auch auf den seelisch-geistigen Zustand des Menschen untermauern.

Professor Wabner ist Präsident der Natural Oils Research Association in Windsor/ Großbritannien und Spezialist für Rosenöle.

Moderne Aromatherapie

Wegen seiner besänftigenden und aufhellenden Wirkung auf die Psyche ist ätherisches Rosenöl in der Aromatherapie sehr beliebt und wird bei stressbedingten Problemen empfohlen. Robert Tisserand, ein erfahrener und kompetenter Vertreter dieser Therapierichtung, betont außerdem den starken Bezug der Rose zu den weiblichen Geschlechtsorganen. Rosenöl wirke regulierend auf die Menstruation, kräftigend auf die Gebärmutter und anregend auf die Libido. Andere Autoren empfehlen Rosenessenz außerdem bei Migräne, prämenstruellem Syndrom und mangelndem Selbstbewusstsein.

Hautpflegend und entzündungshemmend

Rosenöl eignet sich sehr gut für die Pflege aller Hauttypen, besonders jedoch von sensibler, trockener und alternder Haut. Es hat einen verjüngenden Effekt auf den Teint. Auch bei kleinen Entzündungen wie Ausschlägen, Aphthen, Ekzemen und Herpes kann Rosenöl sehr gut eingesetzt werden.

In der westlichen Medizin war die Rose als Heilmittel lange in Vergessenheit geraten. Erst seit einigen Jahren besinnt man sich wieder auf die vielfältigen therapeutischen Wirkungen dieser Pflanze.

Seelisch-geistiges Gleichgewicht

Bei Stress wirkt Rosenöl insgesamt ausgleichend. Es beruhigt das Nervensystem, indem es entspannt, ohne geistig müde zu machen, und erleichtert das Einschlafen. Durch die krampflösenden Eigenschaften werden Verdauungsstörungen oder Magenbeschwerden gelindert und Muskelanspannungen gelöst. Durch den regulierenden Effekt auf das Herz kann sich ein zu hoher Blutdruck normalisieren, und vegetative Herzbeschwerden können sich beruhigen. Bei emotionalen Konflikten wie Eifersucht oder Beziehungsproblemen wirkt Rosenöl besänftigend und öffnend, in Trauersituationen bringt der harmonisierende und erhellende Duft Trost und Zuversicht und hilft, schwierige Gegebenheiten anzunehmen.

Sinnlichkeit und Liebe

Die Rose wird schon immer mit Venus, der Göttin der Liebe, in Verbindung gebracht, und sie berührt alle Aspekte der Liebe im Menschen von der körperlichen Liebe, der Sinnlichkeit über das Mitgefühl im Herzen bis hin zur geistigen Liebe. Der intensiv blütige Duft der Rose wird oft als berauschend bezeichnet, er befreit von allen Anspannungen, das Herz öffnet sich für das Wahrnehmen und den Ausdruck von Gefühlen. Die sinnliche Ausstrahlung des Rosendufts vermag auch die verschiedenen Bereiche der Liebe miteinander zu verbinden und damit nicht nur die Sexualität anzuregen, sondern diese auf eine höhere Ebene zu transformieren und eine umfassendere Erfüllung, die über die rein körperliche Ebene hinausreicht, zu unterstützen. Rosenöl wird allgemein zur Förderung der Libido und bei Impotenz und Frigidität empfohlen.

Auch bei Liebeskummer kann der Duft der Rose Balsam für die gekränkte Seele sein. Ein Bad mit der kostbaren Essenz tröstet, besänftigt, gibt Selbstvertrauen und Energie zurück.

Weitere Eigenschaften

Rosenöl ist ein allgemeines Tonikum bei Schwächezuständen, es stärkt die inneren Organe und regt den Appetit an. Es wirkt allgemein allen Entzündungsprozessen entgegen und kann sehr gut bei Heuschnupfen und Entzündungen von Hals, Nase und Augen eingesetzt werden. Auch im Klimakterium bringt die Rosenessenz Erleichterung durch die harmonisierende sowie stabilisierende Wirkung auf die Psyche und den Hormonhaushalt.

Wirkung von Rosenöl im Überblick

Haut
- Entzündungshemmend
- Keimtötend
- Wundheilend
- Adstringierend
- Regenerierend

Psyche
- Antidepressiv
- Aufhellend
- Entspannend
- Schlaffördernd
- Harmonisierend
- Krampflösend

Liebe und Sexualität
- Aphrodisierend
- Entspannend
- Öffnend für Gefühle
- Regulierend auf weibliche Geschlechtsorgane

Allgemein
- Appetitanregend
- Kräftigend
- Antientzündlich
- Kopfschmerzlindernd
- Stärkend auf Magen, Darm, Leber und Gebärmutter

Die Anwendungsweise

Da es sich bei echtem Rosenöl um eine Kostbarkeit handelt, die einen entsprechend hohen Preis hat, sollten der Umgang damit sorgsam und die Anwendung gezielt sein.
Ein ätherisches Öl ist immer eine hoch konzentrierte Pflanzenessenz. Dies gilt für das Rosenöl ganz besonders, da es in Duft und Wirkung sehr intensiv ist und somit sparsam eingesetzt werden kann.
Bei allen Anwendungen genügen in der Regel wenige Tropfen. Die einfachste und schnellste Form, den Rosenduft aufzunehmen, ist, das Fläschchen mit Rosenöl zu öffnen und tief einzuatmen. Weil zwischen den Riechzellen in der Nasenschleimhaut und dem Gehirn eine direkte Verbindung besteht, gelangt der Duft durch das Einatmen unmittelbar zum Limbischen System im Gehirn und beeinflusst so unser psychisch-geistiges Wohlbefinden. Alltagsprobleme sind für den Moment vergessen, man taucht ein in den Zauber der Rose.

Meist löst der Geruch einer duftenden Gartenrose oder eines echten Rosenöls eine sofortige, sichtbar positive Reaktion bei den Menschen aus. Der Duft wird als angenehm empfunden, die Gesichtszüge glätten sich, oft zeigt sich ein Lächeln.

Die Beduftung von Wohnräumen

Um den wundervollen Rosenduft in einem Zimmer oder im ganzen Haus zu verbreiten, werden ein bis drei Tropfen Rosenöl in einer Aromalampe oder einem »Duftobjekt« verdunstet. Aromalampen gibt es aus Keramik, Glas, Metall und Alabaster. Sie bestehen meist aus einem Unterteil und einer darüber gesetzten Schale. Im Unterteil befindet sich eine Teelichtkerze. In die Schale gibt man etwas Wasser und das Rosenöl. Idealerweise verwenden Sie statt normalem Wasser Rosenwasser (Rosenhydrolat). Die Wärme lässt das aromatisierte Wasser verdunsten, und der ganze Raum wird von angenehmem Duft erfüllt. Die spezifische Schwingung der Rose verteilt sich im Raum, verbessert die Qualität der Raumluft und hebt die Atmosphäre. Die Wirkung des Rosendufts über die Aromalampe ist sehr sanft und sollte über einige Stunden erfolgen. Bitte achten Sie darauf, in die Verdunsterschale von Duftlampen nur klares Wasser und reine ätherische Öle zu geben. Verzichten Sie auf synthetisierte Produkte.

Das Rosenduftbad

Aus der Geschichte ist bekannt, dass bereits Kleopatra in Milch und Honig gebadet hat, um jung, schön und gesund zu bleiben. Ein Bad mit Rosenöl ist eine ganz besonders schöne Möglichkeit, sich zu verwöhnen, sich zu entspannen und in eine gute Stimmung zu versetzen. Bei einem aromatischen Bad gelangen ätherische Öle über die Nase und die Poren der Haut in den Körper. Das warme Wasser steigert dabei noch die Wirkung.

Lassen Sie zuerst Wasser in die Badewanne laufen, bevor Sie die Essenzen hinzufügen, damit diese nicht vorzeitig verdunsten. Das Wasser sollte nicht zu heiß sein, also zwischen 36 und 39 °C haben. Für ein Rosenbad, das 15 bis 20 Minuten lang dauern sollte, genügen drei bis fünf Tropfen der reinen Essenz. Auch andere ätherische Öle, die sich gut mit Rosenöl verbinden, können dem Duftbad zugesetzt werden. Hierzu eignen sich besonders Blütenöle wie beispielsweise Geranium und Jasmin oder warme Holznoten wie z. B. Sandelholz oder Linaloeholz.

Wem die echte Rose für die Verdunstung zu kostbar ist, kann für diesen Zweck eine Rosenkomposition verwenden. Hierbei handelt es sich um eine sorgfältige Mischung aus echtem Rosenöl und anderen naturreinen ätherischen Ölen, die dem Duft der Rose ähnlich sind, diesen vorteilhaft umgeben und unterstützen, wie z. B. Rosengeranium, Palmarosa oder Linaloeholz.

Da Rosenöl wie alle ätherischen Öle nicht wasserlöslich, sondern fettlöslich ist, müssen die Essenzen vor der Anwendung immer mit einem Emulgator gemischt werden. Als natürliche Emulgatoren eignen sich besonders gut:

- Sahne, Honig oder Molke
- Neutrale Flüssigseife
- Alle fetten Pflanzenöle wie z. B. Mandel- oder Jojobaöl
- Mulsifan und Solubol (aus Naturstoffen hergestellt, im Handel erhältlich)

Rosenbademilch

Zutaten: 4–5 EL Sahne, 3–5 Tropfen Rosenöl, eventuell andere ätherische Öle (insgesamt maximal 10 Tropfen)

- Die Sahne in ein Schälchen geben, die Rosenessenz und, je nach Wunsch, auch die anderen ätherischen Öle dazuträufeln.
- Das Gemisch gut durchrühren und in die mit warmem Wasser gefüllte Badewanne laufen lassen.

Hautpflege mit Rosenessenzen

Echtes Rosenöl, vor allem das der Damaszenerrose, hat nachweislich einen sehr positiven Effekt auf das Hautbild. Es regt die Aktivität der Kapillaren an, belebt das Gewebe, fördert die Abstoßung von alten Zellen und die Bildung von neuen Hautzellen. Zudem ist ätherisches Rosenöl sehr mild; es eignet sich also auch für empfindliche Haut.

Bei trockener Haut empfiehlt sich ein Rosenbadeöl: Versetzen Sie 3 bis 4 Esslöffel Mandelöl mit einigen Tropfen Rosenöl. Gut mischen und ins Badewasser geben.

Rosenhautpflegeöle

Um sich selbst ein Rosenhautpflegeöl herzustellen, benötigen Sie ein fettes Pflanzenöl wie Jojobaöl, Mandelöl, Macadamianussöl oder Hagebuttenkernöl als Trägersubstanz.
Verwenden Sie für Ihren Körper ausschließlich kaltgepresste Pflanzenöle, weil nur diese alle wertvollen Stoffe enthalten. Für die sensible Gesichtshaut ist Wildrosenöl (Hagebuttenkernöl) als Basisöl am besten geeignet. Ätherische Öle werden in Hautpflegeöle für den täglichen Bedarf in einer Konzentration von etwa einem Prozent eingebracht, bei Rosenöl genügen 0,3 bis 0,5 Prozent.

Grundrezeptur

Zutaten: 100 ml Basisöl, 5–6 Tropfen naturreines Rosenöl

▶ In das Basisöl das Rosenöl träufeln und die Mischung gut schütteln.

Kompressen

Eine Gesichtskompresse mit Rosenessenz wirkt entspannend auf das Gemüt und belebend auf die empfindliche oder möglicherweise gereizte Gesichtshaut.

Grundrezeptur

Zutaten: 1 l lauwarmes Wasser, 2 Tropfen Rosenöl

▶ Das Wasser in ein Gefäß füllen und mit dem Rosenöl versetzen. Gut umrühren. Ein sauberes Tuch mit dem aromatisierten Wasser tränken, auswringen und auf das Gesicht legen. Einige Minuten darauf belassen und dabei den Duft ganz bewusst einatmen.

Aromamassagen

Die wohl angenehmste und sinnlichste Art, Körper und Geist mit Rosenöl zu verwöhnen, ist die Aromamassage. Eine Massage entspannt die Muskeln, verstärkt den Lymphfluss und fördert damit die Entgiftung. Zudem wirkt sie sehr wohltuend auf die Psyche, sie ist Balsam für die Seele. Die Verbindung von sanfter Berührung und heilkräftiger Rosenessenz ist wundervoll und harmonisiert Körper, Geist und Seele. Durch die Massage gelangen die Essenzen über die Poren der Haut ins Gewebe, in das Lymphsystem und den Blutkreislauf sowie zu den Organen. Das Rosenöl entfaltet seine entspannende, stressreduzierende und pflegende Wirkung auf die Haut und das darunter liegende Gewebe und über die Energiekanäle (Nerven und Meridiane).

Palmarosa duftet süßlich wie ein Blütenöl, stammt aber von einer tropischen Grasart, die verwandt mit dem Lemongrass ist. Es ist sehr hautpflegend und hat antiseptische Eigenschaften.

Rosenmassageöle

Für Massageöle werden grundsätzlich dieselben Zutaten verwendet wie für Hautpflegeöle. Die Dosierung des Rosenöls kann jedoch bei körperlichen oder psychischen Beschwerden auf 10 bis 15 Tropfen Rosenessenz pro 100 Milliliter Trägeröl erhöht werden.

Grundrezeptur

Zutaten: 50 ml Mandelöl, 50 ml Jojobaöl, 8–10 Tropfen Rosenöl

- In das Trägeröl das Rosenöl träufeln und gut verschütteln.
- Andere ätherische Öle, z. B. Rosengeranium, Palmarosa oder Lavendel, wirken ergänzend oder unterstützend. Sie werden je nach Bedarf hinzugefügt (siehe Rezepte Seite 50ff.).

Natürliches Rosenparfüm

Parfüms wurden früher mit natürlichen Essenzen hergestellt. Rosenöl war in der Parfümerie wegen seines vielseitigen Duftspektrums schon immer sehr beliebt. In der modernen Parfümindustrie wird für die meisten Kreationen Rosenöl als Herz- und Basisnote eingesetzt. Wegen seines hohen Preises werden häufig rekonstruierte, also synthetische Rosenöle, verwendet. Künstlichen Duftstoffen fehlt jedoch die

Lebenskraft natürlicher Essenzen. Synthetische Parfüms riechen oft sehr stark und überdecken den natürlichen körpereigenen Duft. Die ganz persönliche Duftaura eines Menschen ist zwar kaum wahrnehmbar (außer bei starker Schweißbildung), und doch ist sie Teil des Ausdrucks der Persönlichkeit.
Der Vorteil eines Naturparfüms liegt darin, dass es sich mit dem eigenen Hautduft verbindet und dadurch die persönliche Ausstrahlung eines Menschen angenehm unterstreicht.
Mit ätherischen Ölen können Sie ganz einfach Ihr persönliches und einzigartiges natürliches Parfüm selbst herstellen. Werden die verschiedenen Essenzen gemischt, so verändern sie sich in ihrer Molekularstruktur und verbinden sich zu etwas Neuem. Die fertige Duftmischung ist nicht nur die Summe der Einzelteile, sondern eine einzigartige Neuschöpfung.

Die Kreation eines Naturparfüms aus verschiedenen Pflanzenessenzen ist eine Kunst und mit der Komposition einer harmonischen Musik vergleichbar. So wird auch in der Parfümerie häufig von Duftkompositionen und Duftnoten gesprochen.

Dufteindruck im harmonischen Dreiklang

Die Kopfnote ist meist frisch und vermittelt den ersten flüchtigen Eindruck, etwas langsamer entfaltet sich die meist blütige Herznote und dann die etwas tiefere und lang anhaftende Basisnote.

- Kopfnoten sind die frischen, fruchtigen Düfte. Sie regen den Geist an und »verduften« sehr schnell.
- Herznoten sind die süßen vollen Düfte, sie berühren unser Herz und öffnen es für Gefühle, Schönheit und Freude.
- Basisnoten sind die warmen, erdigen und schweren Düfte. Manche davon wirken als Fixativ: Sie binden die leicht flüchtigen Kopfnoten, so dass diese nicht allzu schnell verdunsten.

Werden in einem Naturparfüm alle drei Bestandteile vereint, gelingt es, eine wohlriechende und harmonische Komposition zu kreieren.
Rosenöl enthält alle drei Duftkomponenten. Deshalb kommt es einer perfekt abgestimmten fertigen Parfümmischung sehr nahe bzw. es kann als solche verwendet werden.
Besonders das Absolue der Rosa centifolia ist mit seinem intensiven Blütenduft und der warmen Honignote bestens zur Herstellung eines vollkommenen Rosenparfüms geeignet.

Kleine Parfümkunde

Eine Duftkomposition besteht aus drei Bausteinen:
- ▶ Basisnote (= Körper), z. B. Sandelholz, Zedernholz, Patschuli
- ▶ Herznote (= Seele), z. B. Rose, Tuberose, Jasmin, Ylang-Ylang
- ▶ Kopfnote (= Geist), z. B. Orange, Mandarine, Bergamotte, Minze

Ätherische Öle sind sehr komplexe Gebilde, manche lassen sich nicht eindeutig als Kopf-, Herz- oder Basisnote einordnen. Sie vereinigen mitunter sogar alle drei Noten in sich. Rosenöl z. B. gilt zwar als Herznote, enthält jedoch auch Basiskomponenten und eine feine Kopfnote.

Grundrezeptur Rosenparfüm

Zutaten: 10 ml 70%iger Alkohol (unvergällt), 7 Tropfen Rosenabsolue marokkanisch, 7 Tropfen Sandelholz

▶ Den Alkohol in ein dunkles Fläschchen mit Schraubverschluss geben, Absolue und Sandelholzessenz hinzufügen und gut verschütteln.

▶ 4 Wochen lang reifen lassen, in dieser Zeit gelegentlich schütteln.

Die alkoholische Parfümmischung bietet den Vorteil, dass sie sich mit einem Zerstäuber versprühen lässt, sie kann jedoch die Haut austrocknen. Ein Parfüm auf Alkoholbasis benötigt als Fixativ immer eine Basisnote wie z. B. Sandelholz.

Edles Rosenparfüm

Zutaten: 10 ml 70%iger Alkohol, 4 Tropfen Rosenabsolue der Rosa centifolia, 3 Tropfen Rosenöl der Damaszenerrose, 2 Tropfen Linaloeholz, 6 Tropfen Sandelholz

▶ Den Alkohol in ein dunkles Fläschchen geben, Absolue und Essenzen hinzufügen und gut verschütteln. Ebenfalls reifen lassen.

Grundrezeptur Rosenparfümöl

Zutaten: 10 ml Jojobaöl, 6–10 Tropfen Rosenabsolue

▶ Das Jojobaöl in ein dunkles Fläschchen füllen und das Absolue je nach individuell gewünschter Intensität hinzufügen. Die Mischung gut verschütteln.

Jojobaöl eignet sich sehr gut zur Herstellung von Parfümölen, da es eine fixierende Wirkung auf die Essenzen ausübt und zwei bis drei Jahre haltbar ist. Jojoba ist ein flüssiges Wachs, es kann nicht ranzig werden und pflegt die Haut. Viele weitere Rezepte finden Sie auf Seite 56.

Weitere Rosenprodukte

Rosenwasser

Rosenwasser, auch Rosenhydrolat genannt, wird seit Jahrhunderten als Schönheits- und Pflegemittel angewandt. In Persien galt Rosenwasser schon immer als Heilmittel und wurde bei allerlei Beschwerden eingesetzt. Im Mittelalter war es auch bei uns als vielseitiges Mittel zur Linderung verschiedener Beschwerden gebräuchlich. Hildegard von Bingen empfahl Rosenwasser u. a. als Augenbad für entzündete und erschöpfte Augen.
Rosenwasser besitzt vor allem kühlende und entzündungshemmende Eigenschaften. Ihm wird überdies eine positive Wirkung auf entzündliche Erkrankungen des Verdauungssystems nachgesagt. Das Blütenwasser hat belebende und pflegende Wirkung auf die Haut und wird deshalb als Gesichtswasser in der Schönheitspflege verwendet. Auch in der Küche kann Rosenwasser eingesetzt werden. Persische und indische Gerichte sind häufig damit zubereitet.
Echtes Rosenwasser entsteht als Kondenswasser bei der Wasserdampfdestillation (siehe Seite 15ff.). Es enthält Spuren des Rosenöls, vor allem aber die wasserlöslichen Bestandteile der Rosenblüten, wie beispielsweise Phenylethylalkohol. Dieser ist für die entzündungshemmenden Eigenschaften verantwortlich. Dem reinen Rosenwasser dürfen keine Konservierungsstoffe zugesetzt sein, es ist daher nur etwa ein halbes Jahr lang haltbar.

Jedes Parfüm muss gut verschüttelt werden und sollte etwa vier Wochen lang reifen, damit sich die Ingredienzen gut verbinden können. Während der Reifungszeit das Parfüm mehrmals schütteln. Kühl und lichtgeschützt gelagert, hält es sich mindestens ein Jahr.

Rosenwasser als Hauttonikum

Rosenwasser kann als wohlriechendes und erfrischendes Gesichtswasser dienen. Es reinigt, regeneriert und beruhigt. Die Haut wie gewohnt reinigen, einen Wattebausch mit dem unverdünnten Rosenwasser tränken und das Gesicht damit befeuchten. Kurze, kreisende Bewegungen regen die Durchblutung der Haut an und fördern die Regenerationskraft der Zellen. Gut lässt sich Rosenwasser auch als kühlendes und beruhigendes Aftershave verwenden.

Für erfrischende Augenkompressen sind Wattebäusche oder Mullläppchen geeignet. Es gibt aber auch spezielle Pads zu kaufen.

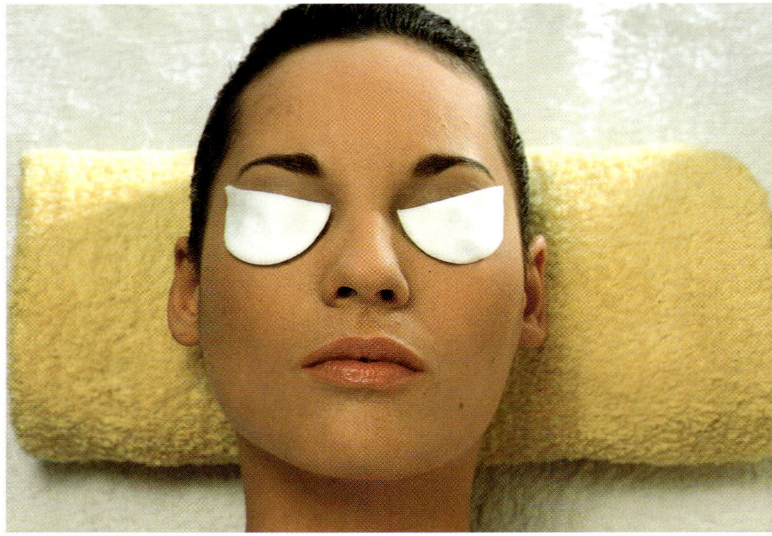

Gesichtskompresse mit Rosenwasser

Für eine Gesichtskompresse ein sauberes Tuch mit reinem unverdünntem Rosenwasser tränken und es für einige Minuten über das ganze Gesicht breiten. Ein Umschlag mit Rosenwasser wirkt kühlend und wohltuend bei Fieber und Kopfschmerzen.

Reines Rosenwasser enthält keinen Alkohol wie viele Gesichtswässer, es kommt nicht zu dem sonst üblichen Spannungsgefühl auf der Haut. Dadurch ist es auch für sehr sensible Haut bestens geeignet.

Augenkompresse mit Rosenwasser

Eine Augenkompresse bringt Abhilfe bei überanstrengten oder entzündeten Augen, z. B. nach zu langer Arbeit am Bildschirm. 2 Wattebäusche mit Rosenwasser tränken, für mindestens 5 Minuten auf die geschlossenen Augenlider legen und dabei entspannen.

Rosenpotpourri

Ein Potpourri ist eine Mischung duftender Blüten, Blätter, Kräuter und ätherischer Öle. Man verwendet es als natürlichen Raumschmuck oder zur Parfümierung von Zimmern und Schränken. Rosenblätter sind wohl die beliebteste Zutat und können je nach Vorliebe durch andere wohlriechende Geschenke der Natur ergänzt werden.

Als Basis verwenden Sie Rosenblätter, idealerweise von unbehandelten, duftenden Gartenrosen. Schneiden Sie die Rosen an einem trockenen, warmen Sommermorgen, nachdem der Tau getrocknet ist. Die Blütenblätter vorsichtig abzupfen, einzeln auf Papier legen, leicht mit Salz bestreuen und in einem luftigen Raum trocknen lassen.

Würziges Potpourri

Zutaten: 100 g Rosenblütenblätter, einige Lorbeerblätter, 2–3 zerteilte Zimtstangen, 3 Tropfen Rosenabsolue, 3 Tropfen Rosengeranium, 6 Tropfen Sandelholz

▶ Blütenblätter, Lorbeerblätter und Zimtstangen in ein verschließbares Glasgefäß geben. In einer kleinen Schale Absolue und ätherische Öle mischen und behutsam unter die trockenen Zutaten mengen.

▶ Die Mischung verschlossen und an einem dunklen Ort 2 bis 4 Wochen lang ziehen lassen. Je länger das Potpourri ruht, umso vollendeter wird sein Bukett. Anschließend in eine offene Schale umfüllen.

Da Rosenblätter im getrockneten Zustand nur ganz sanft duften, gibt man Rosenöl und eventuell andere Öle dazu. Ein allzu schnelles Verfliegen der Düfte verhindern ätherische Öle mit langsamer Verdunstungsgeschwindigkeit wie Sandelholz, Patschuli oder Zedernholz.

Wildrosenöl

In der großen Rosenfamilie sind die schönen Wildrosen mit über 100 verschiedenen Arten vertreten. Die bekanntesten heimischen Heckenrosen sind die Hundsrose (Rosa canina) und die Schottische Zaunrose (Rosa rubiginosa). Für verschiedene Wildrosenarten ist der Sammelbegriff »Rosa mosqueta« gebräuchlich. Wildrosenöl, auch Hagebuttenkern- bzw. Hagebuttensamenöl genannt, finden wir deshalb manchmal unter der Bezeichnung »Rosa-mosqueta-Öl«.
Der Wildrosenstrauch erreicht eine Höhe von etwa 3,5 Meter, seine Äste bilden mit Dornen besetzte Ranken. Die feinen Blüten sind weiß bis hellrosa. Sie entwickeln eine ovale, traubengroße Frucht, die Hagebutte. Diese enthält zahlreiche Samen, aus denen das Öl gewonnen wird. Die Ernte der Hagebutten erfolgt manuell von ausschließlich wild wachsenden Sträuchern. Nach der Ernte werden die Früchte sortiert und getrocknet. Anschließend entfernt man die Schalen und Dornen, um dann die verbleibenden Fruchtkerne zu mahlen. Aus diesem Mahlgut entsteht das hochwertige Wildrosenöl.

Das Hagebuttenkernöl ist wegen seiner ausgezeichneten kosmetischen Eigenschaften ein besonderes Hautpflege- und Massageöl. Es zeichnet sich durch einen auffallend hohen Anteil an den wertvollen mehrfach ungesättigten Fettsäuren aus. Es enthält 35 bis 50 Prozent Linolsäure und 25 bis 50 Prozent Linolensäure. Dadurch ist es eines der besten Öle für die Pflege anspruchsvoller Haut.

Es wirkt nährend und glättend und regt die Zellerneuerung an. Aus diesem Grund kann man das Hagebuttenkernöl sehr gut zur Pflege trockener, rissiger und reifer Haut benutzen. Auch zur Behandlung von Narben und Schwangerschaftsstreifen und zur Nachbehandlung bei Verbrennungen ist es empfehlenswert, ebenso bei Psoriasis (Schuppenflechte) und Neurodermitis.

Wildrosenöl ist von einer sehr feinen Konsistenz und zieht gut in die Haut ein. Dabei hinterlässt es keinen fettigen Glanz und ist daher zur Verwendung als Gesichtsöl wunderbar geeignet. Es macht die Haut samtig weich und versieht sie mit einer dünnen atmungsaktiven Schutzschicht, so dass die Haut ihre natürliche Spannkraft behält.

Das durch Pressung aus den Früchten der Wildrosen, den Hagebutten, gewonnene fette Öl ist von heller Farbe, geruchlos und mit dem ätherischen Rosenöl aus Rosenblüten nicht zu verwechseln.

Verwenden Sie dieses wertvolle Öl pur als Gesichtsöl oder als Körperöl in Kombination mit einem anderen fetten Öl wie z. B. Mandelöl. Auch in der Kinderpflege hat sich Wildrosenöl bewährt.

Gesichtspflegeöl aus Wildrosenöl und ätherischem Rosenöl

Zutaten: 50 ml Hagebuttenkernöl, 4–5 Tropfen Rosenöl

▶ Beide Öle miteinander mischen, gut schütteln und mit sanft kreisenden Bewegungen in die Gesichtshaut einmassieren.

Die pflegenden Eigenschaften des Wildrosenöls und des fein duftenden ätherischen Rosenöls ergänzen sich hervorragend für ein besonders pflegendes und regenerierendes Gesichtsöl. Weitere Rezepturen finden Sie auf Seite 46ff.

Hinweis: Da im Handel derzeit unter der Produktbezeichnung »Wildrosenöl« auch Hautpflegeöle erhältlich sind, die aus einer Mischung aus Hagebuttenkernöl und duftenden ätherischen Rosenölen bestehen, wird in diesem Ratgeber die Bezeichnung »Hagebuttenkernöl« verwendet, um Verwechslungen zu vermeiden.

Rosenkompositionen

Als Rosenkompositionen werden Kreationen aus verschiedenen naturreinen ätherischen Ölen bezeichnet, die als wichtigsten Bestandteil das reine Rosenöl enthalten. Ihm sind dem Rosenduft ähnliche Essenzen beigefügt, wie beispielsweise Rosengeranium, Palmarosa oder Linaloeholz. Diese Essenzen betten sozusagen die reine Rosenessenz ein, sie umgeben diese bzw. ergänzen sie in ihrem Duft und ergeben dadurch ein vielfältiges Duftbukett.

Rosenkompositionen duften ähnlich intensiv wie die pure Rosenessenz. Sehr beliebt sind sie zur Verdunstung in der Aromalampe; viele Menschen finden das reine Rosenöl für diese Verwendung zu kostbar. Bei einer Rosenkomposition handelt es sich also nicht um ein verfälschtes oder gestrecktes Rosenöl, sondern um ein bewusst kreiertes Produkt, das es uns ermöglicht, den Duft von Rosen zu einem erschwinglichen Preis großzügig in allen unseren Wohnräumen zu verbreiten.

Für die Raumbeduftung sind außer den angegebenen Rezepten auch die im Handel erhältlichen, fertig gemischten Rosenduftkompositionen durchaus zu empfehlen.

Zum Verbreiten von Duftkompositionen eignen sich neben Duftlampen auch Duftsteine aus Keramik, Luftbefeuchter oder dekorative Zimmerbrunnen.

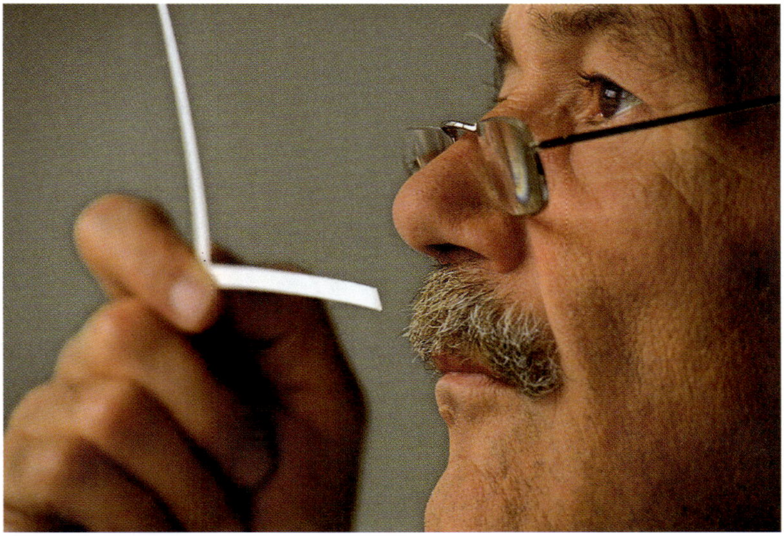

Parfümeure komponieren duftende Essenzen aus drei Stoffgruppen: der Kopf-, der Herz- und der Basisnote.

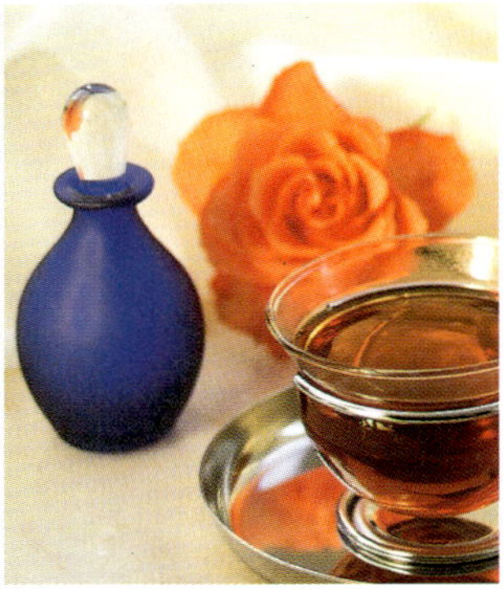

Ein Hochgenuss: Tee mit reinem Rosenöl.

Rosen in der Küche

Kulinarische Blütengenüsse

Reines Rosenöl ist, ebenso wie Rosenwasser, sehr gut für die kreative Küche geeignet. Auch die dekorativen Blütenblätter lassen sich sehr effektvoll verwenden. Es existieren viele Rezepte, die ganz besondere und ungewöhnliche Gaumenfreuden bieten. Die Verwendung von Rosenprodukten in der Küche hat in östlichen Ländern eine lange Tradition. In Italien wurden bereits 1330 Liköre mit süß duftenden Rosenblättern aromatisiert. In Speisen und Getränken kommt der angenehme Duft der Rosen ebenso zum Ausdruck wie ihr feiner Geschmack. Sie können ihre positiven Wirkungen auf das Gemüt und auf die Verdauungsorgane entfalten.

Naturbelassen und unbehandelt

Leider werden gerade Rosen meist intensiv mit Insektiziden und Fungiziden gespritzt, weil sie im Ruf stehen, besonders schädlingsanfällig zu sein. Viele Alte Rosen und auch moderne Strauchrosen duften aber nicht nur herrlich, sondern sind am richtigen Standort auch so robust, dass man auf chemischen Schutz verzichten kann.

Für die Verwendung in der Küche kommt nur qualitativ hochwertiges, naturreines Rosenöl infrage. Synthetisierte Produkte können bei Verzehr gesundheitsschädlich sein. Zur Aromatisierung genügen sehr geringe Mengen, in der Regel ein bis fünf Tropfen. Möchten Sie Rosenblätter verwenden, achten Sie bitte darauf, dass sie unbehandelt sind. Sie sollten ihre Herkunft kennen; im Idealfall nehmen Sie die Rosen aus Ihrem eigenen Garten.

Rosenköstlichkeiten

Sie finden auf den folgenden Seiten Rezepte für warme und kalte Getränke (mit und ohne Alkohol), für ausgefallene Süßigkeiten und Desserts, für Rosenhonig und -essig u. v. m. Auch die Früchte der Wildrose, die Hagebutten, kommen nicht zu kurz.

Trinkwasser mit Rosenaroma

Zutaten: 1 Tropfen Rosenöl, 1 l Quellwasser (ohne Kohlensäure)

▶ Das Rosenöl in eine Flasche mit dem Wasser geben und das Ganze mindestens 1 Minute lang kräftig verschütteln. Die Flasche mit »Rosenwasser 1« beschriften und diese im Kühlschrank aufbewahren.

▶ Von diesem Gemisch 1 bis maximal 2 Teelöffel in eine weitere Literflasche mit klarem, kohlensäurefreiem Wasser geben. Auch dieses Wasser kräftig schütteln.

▶ Das nun trinkfertige Wasser ist gekühlt ein erfrischendes Sommergetränk. Mit dem Gemisch aus der Flasche »Rosenwasser 1« lassen sich etwa 100 Flaschen Wasser aromatisieren.

Dieses mit Rosenduft aromatisierte Wasser findet erstaunlich positiven Anklang. Menschen, die es trinken, sind angenehm überrascht von seinem feinen Geschmack, und ihre Stimmung wandelt sich wie von selbst, sie wird heiter und freundlich. Interessanterweise nimmt das Wasser den Duft und den Geschmack von Rosenöl an, obwohl das destillierte Rosenöl im Prinzip nicht wasserlöslich ist.

Es kann sein, dass Sie beim Herstellen von Getränken mit destilliertem Rosenöl kleine weiße Ausflockungen entdecken. Es handelt sich hierbei um winzige Wachsbestandteile, so genannte Stearoptene, die natürlicherweise im Rosenöl enthalten sind.

Aromatisierter Rosentee

Teeliebhaber können heute unter sehr vielen verschiedenen Schwarz- und Grünteesorten wählen, die mit Aromastoffen versetzt sind. Bekannt ist vor allem der Earl-Grey-Tee, der mit Bergamotte aromatisiert ist. Häufig enthalten die im Handel erhältlichen Tees so genannte naturidentische, also eben nicht natürliche, sondern nachgeahmte oder sogar synthetische Aromastoffe. Mit Rosenessenz und stark duftenden Rosenblüten können Sie Ihren Tee auf natürliche Weise aromatisieren.

Zutaten: 150 g Schwarz- oder Grüntee, 2–3 EL getrocknete Duftrosenblüten, 1 Tropfen Rosenöl

▶ Den Tee in ein dunkles Glas oder eine Teedose geben, die Rosenblätter hinzufügen und die Rosenessenz darüber träufeln.

▶ Glas oder Dose verschließen und gut durchschütteln. Nach etwa 2 Wochen ist der Rosentee gebrauchsfertig.

Rosenhonig

Der Honig zur Bereitung von Rosenhonig sollte möglichst naturbelassen, also kaltgeschleudert sein. Nur dieser enthält alle wertvollen Inhaltsstoffe. Für das Einarbeiten des Rosenöls muss der Honig flüssig sein; erwärmen Sie ihn im Wasserbad jedoch nicht über 40 °C. Akazienhonig bietet sich an, weil er flüssig und gleichzeitig besonders mild im Geschmack ist.

Honig mit Rosenaroma ist köstlich und vielseitig einsetzbar. Im Honig entfaltet sich der feine Rosengeschmack sehr gut. Rosenhonig eignet sich zum Süßen von Speisen und Tees, vor allem von Kräuter- und Gewürztees, sowie als Brotaufstrich.

Zutaten: 3 Tropfen Rosenöl, 500 g naturbelassener Honig

▶ Das Rosenöl in den flüssigen Honig geben und beides sehr gut miteinander verrühren. Den Rosenhonig in einem dicht verschlossenen Schraubglas aufbewahren.

Rosenessig

Dieser Rosenessig ist eine besondere Delikatesse, er eignet sich für alle Speisen, in denen Essig verwendet wird.

Zutaten: 1 Hand voll getrocknete Duftrosenblüten, 1 Tropfen Rosenöl, 1/2 l Weißweinessig

▶ Die Rosenblüten in eine saubere, gut abgetrocknete Flasche füllen, die Rosenessenz hinzufügen und den Weißweinessig darüber gießen.

▶ An einem warmen Ort 2 Wochen lang ziehen lassen, anschließend abfiltern. Den fertigen Essig kühl und dunkel aufbewahren.

Rosen-Himbeer-Champagner-Marmelade

Zutaten: 1 Hand voll getrocknete Duftrosenblüten, 750 g Himbeeren, 400 g Gelierzucker, 1/4 Liter Champagner rosé, 2 Tropfen Rosenöl

▶ Die Rosenblüten in einem Mörser fein zerreiben, die Himbeeren zerdrücken und beides in einen großen Topf geben.

▶ Zucker und Champagner hinzufügen. Das Ganze erhitzen und etwa 5 Minuten lang kochen lassen. Dabei häufig umrühren.

▶ Die Marmelade von der Herdplatte nehmen und die Rosenessenz hinzufügen. Nochmals sehr gut umrühren, in heiß ausgespülte Gläser füllen und diese sofort verschließen.

▶ Nach dem Öffnen möglichst bald verbrauchen.

Rosenmarzipankugeln

Zutaten: 500 g Marzipanrohmasse, 1–2 EL Rosenwasser, 1 Tropfen Rosenöl, 3–4 EL Kokosflocken

▶ Marzipan in einer Porzellanschale zerkleinern, Rosenwasser und Rosenöl hinzufügen und das Ganze gut vermengen.

▶ Aus der Masse kleine bis mittelgroße Kugeln formen und diese in den Kokosflocken wenden.

▶ Die Marzipankugeln in einem hübschen Gefäß dekorativ anrichten.

Um die Marzipankugeln gut formen zu können, muss die Masse von geschmeidiger Konsistenz sein. Ist dies nicht der Fall, etwas mehr Rosenwasser dazugeben.

Rosenblütencreme

Zutaten: 2 Eier, 2 EL Zucker, 1/2 l Milch, 1 Tropfen Rosenöl, frische Rosenblätter

▶ Die Eier trennen, das Eiweiß steif schlagen, die Eigelbe mit dem Zucker verquirlen.

▶ Die Milch abkochen und die Eigelb-Zucker-Masse dazugeben. Kräftig umrühren.

▶ Den Topf vom Herd nehmen und den Eischnee hinzufügen. Das Ganze gut mischen und bei sehr geringer Hitze so lange weiterrühren, bis die Masse dick wird.

▶ Die Rosenessenz dazugeben und gut einrühren. Die Creme in Schälchen füllen, auskühlen lassen und mit den Rosenblättern bestreut servieren.

Rosen-Vanille-Quark mit Erdbeeren

Zutaten: 2 EL Ahornsirup, 2 Tropfen Rosenöl, 2 Tropfen Vanilleessenz, 250 g Quark, 250 g Erdbeeren, 1/4 l Sahne

▶ Ahornsirup, Rosenöl und Vanilleessenz mit dem Mixer verquirlen, dann den Quark dazurühren.

▶ Die Erdbeeren klein schneiden, die Sahne steif schlagen und beides unterheben. Einige Erdbeeren zurückbehalten.

▶ Die Creme in Glasschälchen portionieren, mit den Erdbeeren verzieren und gekühlt servieren.

Indisches Rosen-Lassi

Joghurtgetränke lindern weit besser als Mineralwasser die brennende Schärfe exotischer Gewürze. Servieren Sie deshalb das Rosen-Lassi wie in Indien zur Erfrischung des Gaumens zu Curry- oder anderen asiatischen Gerichten.

Zutaten: 500 g Joghurt natur, 1/8 l Wasser, 5 EL Ahornsirup, 10 EL Rosenwasser

▶ Alle Zutaten mit dem Mixer verquirlen, das Lassi gekühlt genießen.

Rosen-Bananen-Milchshake

Zutaten: 3 EL Sahne, 4 Tropfen Rosenöl, 1 reife Banane, 50 g gemahlene Mandeln, 2 EL Ahornsirup, 1/4 l Vollmilch, 250 g Joghurt natur

▶ Zunächst die Sahne und das Rosenöl gut verrühren.

▶ Banane, Mandeln, Ahornsirup, Milch und Joghurt zu der Rosenölsahne geben und das Ganze mit dem Mixer verquirlen.

Rosenwein

Zutaten: 3/4 l trockener Weiß- oder Roséwein, 1 Tropfen Rosenöl

▶ Das Rosenöl in die Weinflasche geben und gut verschütteln. Im Kühlschrank 1 Tag lang ziehen lassen.

Genießen Sie ab und zu den edlen Geschmack dieses Rosenweins.

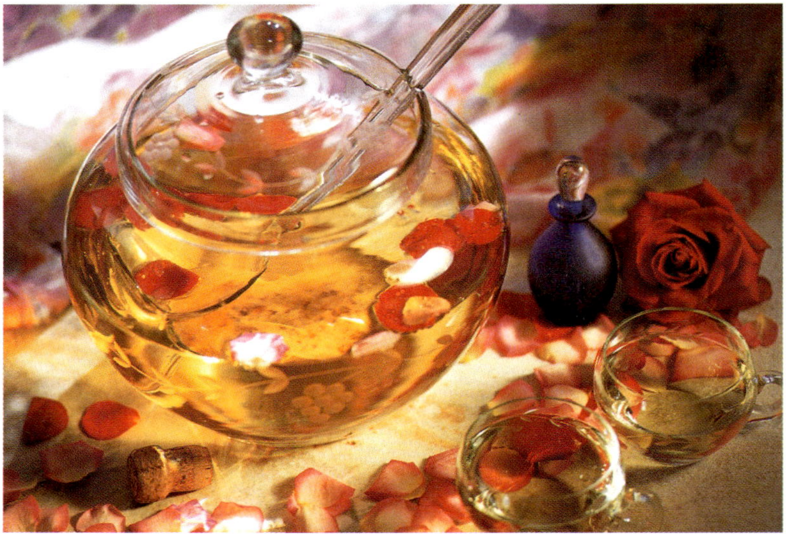

Eine mit Rosenblättern garnierte Bowle ist schnell zubereitet und verwöhnt Gaumen und Augen auf jedem Fest.

Rosencocktail für zwei

Zutaten: 1 TL flüssiger Honig, 2 Tropfen Rosenöl, 1 Glas Madeirawein, 2 Glas Champagner

▶ In einer Karaffe den Honig mit dem Rosenöl und dem Madeirawein mischen. So lange rühren, bis sich Honig und Öl gelöst haben.

▶ Den Champagner dazugeben und nochmals sanft umrühren. Sofort in schönen Kelchen servieren.

Gut geeignet für eine Bowle sind z. B. die Blütenblätter der weißen Damaszenerrose »Madame Hardy«, der Zentifolie »Fantin Latour«, der zartrosa Albarose »Maidens Blush« oder des pinkfarbenen Gallicaabkömmlings »Rose de Resht«. Diese Sorten duften stark und sind robuste Gartenrosen.

Rosenbowle

Zutaten: frische Blütenblätter von 5 Rosen, 100 g Zucker, 1 Tropfen Rosenöl, 1 kleines Glas Grand Marnier, 1 l Weißwein, 1 l Mineralwasser, 1 l Sekt

▶ Die Blütenblätter und den Zucker in ein Bowlegefäß geben.

▶ Rosenöl und Grand Marnier gut miteinander vermischen und über die Blüten gießen. Den Wein dazugeben und zugedeckt mindestens 1 Stunde lang kühl stellen.

▶ Die Blütenblätter abseihen, und die Bowle mit Mineralwasser und Sekt auffüllen.

▶ Wenn Sie vor dem Servieren einige frische Rosenblätter über die Bowle streuen, haben Sie nicht nur ein spritziges, sondern auch ein sehr dekoratives Getränk für ein schönes Sommerfest.

Rosenlikör

Zutaten: 50 ml Ahornsirup, 4 Tropfen Rosenöl, 1/4 l Wasser, 1/2 l milder Weinbrand

▶ Den Ahornsirup und das Rosenöl in ein großes Gefäß geben und gut umrühren.

▶ Das Wasser und den Weinbrand dazugeben, das Ganze vermischen und in eine Flasche füllen.

▶ Die Flasche gut verschließen, kräftig verschütteln und 2 bis 3 Wochen lang reifen lassen.

▶ Ab und zu ein kleines Gläschen davon genießen.

Gemüsecremesuppe mit Rosenaroma

Zutaten: 1 Zwiebel, 1 große Fenchelknolle, 200 g Karotten, 200 g Pastinaken, 3 EL Öl, 1/2 TL Curry, 3/4 l Gemüsebrühe, Kräutersalz, Pfeffer, 1 Tropfen Rosenöl, 3 EL Kürbiskernöl, 1 kleines Gläschen Sherry, 4 EL Sonnenblumenkerne

▶ Die Zwiebel abziehen und würfeln.

▶ Das restliche Gemüse gründlich waschen, putzen und klein schneiden. Das Öl in einem großen Topf erhitzen, Curry dazugeben und die Zwiebel darin glasig dünsten.

▶ Das Gemüse dazugeben, kurz mitdünsten und mit Gemüsebrühe auffüllen. Das Ganze für etwa 15 Minuten bei mittlerer Hitze kochen.

▶ Den Topf vom Herd nehmen und die Suppe mit einem Pürierstab cremig rühren. Mit Kräutersalz und frisch gemahlenem Pfeffer abschmecken.

▶ Rosenöl, Kürbiskernöl und Sherry in ein kleines Schälchen geben und gut umrühren. Diese Mischung unter die fertige Suppe ziehen und einige Minuten lang ziehen lassen. Die Sonnenblumenkerne in einer trockenen Pfanne leicht rösten.

▶ Die Suppe auf Teller verteilen und die Sonnenblumenkerne darüber streuen.

Die vitaminreichen Früchte der Hecken- oder Hundsrose wurden früher bei noch nicht so reichhaltigem Obstangebot häufiger genutzt – für Marmeladen und Fruchtsaucen zu Puddings und Mehlspeisen. Im Handel findet man auch gesüßtes Hagebuttenmark als Brotaufstrich, oft unter dem volkstümlichen Namen »Hiffenmark«.

Hagebutten – ein vitaminreicher Rosengenuss

Auch die Frucht der Rose, die Hagebutte, eignet sich für die Zubereitung vieler köstlicher Speisen. Bekannt ist die Hagebutte für ihren hohen Gehalt an Vitamin C. Außerdem enthält sie das Provitamin A sowie zahlreiche wichtige Mineralstoffe. Der Vitamin-C-Gehalt ist vom Reifegrad abhängig. Man erntet die Früchte, wenn sie ihre volle Farbe entwickelt haben, aber noch fest und knackig sind. Unmittelbar nach der Ernte ist die beste Zeit für die Verarbeitung, da bei längerer Lagerung Vitamine verloren gehen.

Vor der Verarbeitung müssen die Früchte entkernt werden. Auch zum Frischverzehr eignen sie sich so. Man sollte sie dann gründlich kauen, damit die Wirkstoffe herausgelöst werden.

Hagebuttentee

Zutaten: 1 TL getrocknete Hagebuttenstückchen pro Tasse Wasser

▶ Die Hagebutten mit kaltem Wasser aufsetzen und erhitzen. 10 Minuten bei kleiner Hitze kochen, anschließend noch 15 Minuten lang ziehen lassen.

▶ Den Tee abseihen und mit etwas Honig gesüßt trinken.

Hagebuttenkompott

Zutaten: 500 g Hagebutten, 300 g brauner Zucker, etwas Zimt, Wasser, 2 EL Rosenwasser, 1 Tropfen Vanilleextrakt

▶ Die Hagebutten entkernen und in einen Topf geben.

▶ Zucker, Zimt und etwas Wasser hinzugeben und das Ganze erhitzen. Kurz aufkochen, anschließend bei geringer Hitze kochen lassen, bis die Früchte weich sind.

▶ Die Früchte mit einem Löffel herausnehmen und in Gläser füllen. Das Rosenwasser in den verbleibenden Sirup geben und so lange weiter kochen lassen, bis er dickflüssig ist.

▶ Vanilleextrakt hinzufügen, gut unterrühren und den Sirup über die Hagebutten gießen. Die Gläser verschließen.

Dieses Kompott passt sehr gut zu Pfannkuchen und süßem Reis.

Besonders vitaminhaltig sind die Hagebutten der Apfelrose (Rosa villosa) und der Kartoffelrose (Rosa rugosa) sowie von deren Abkömmlingen.

Hagebuttenchutney

Zutaten: 150 g Hagebutten, 200 g Zucchini, 100 g Zwiebeln, 150 g Tomaten, 50 g Rosinen, 2 Knoblauchzehen, 200 g brauner Zucker, 1/4 l Weinessig, Koriander, Pfeffer, Kardamom, Zimt

▶ Die Hagebutten entkernen, das Gemüse putzen und klein schneiden, die Tomaten überbrühen und häuten, den Knoblauch zerdrücken.

▶ Alle Zutaten in einen Topf geben und langsam erhitzen. Das Chutney bei geringer Hitze unter Rühren ziehen lassen, bis es sämig ist.

▶ Heiß in Gläser füllen und sofort verschließen. Einige Wochen lang kühl aufbewahrt ziehen lassen.

Das Chutney ist eine delikate Ergänzung zu exotischen Gerichten.

Schönheitspflege mit Rosenölen

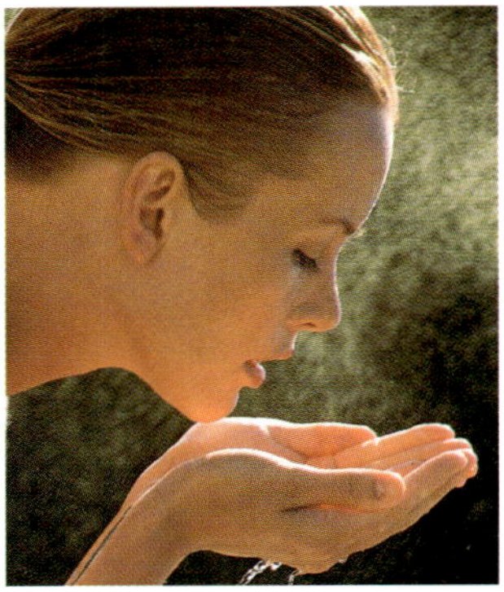

Rosen gehören zu den klassischen Zutaten in natürlicher Kosmetik.

Positiv auf das Hautbild wirkt sich die Umstellung der Ernährung aus. Frische Nahrung wie Obst, Salate und Gemüse, klares Wasser und Kräutertees unterstützen den Reinigungsprozess des Körpers. Atemübungen, Yoga, Aromamassagen, Meditation und eine positive Geisteshaltung sorgen für seelische Ausgeglichenheit.

Ganzheitlichkeit in der Kosmetik

Christian Morgenstern hat einmal gesagt, schön sei eigentlich alles, was man mit Liebe betrachte. In der modernen Kosmetik zeichnet sich seit einiger Zeit ein neuer Trend ab. Es geht nicht mehr nur um das dekorative äußere Erscheinungsbild mit perfektem Make-up, sondern ganzheitliche Aspekte gewinnen mehr und mehr an Bedeutung. Zum gepflegten Hautbild kommt die Schönheit von innen. Die ganz persönliche Ausstrahlung eines Menschen hängt auch von seiner inneren Zufriedenheit ab und von seiner Fähigkeit, in Harmonie mit der Mitwelt zu leben.

Unser seelisch-geistiges Gleichgewicht, unser Aussehen und der Zustand unserer Haut bedingen sich gegenseitig. Sind wir fröhlich und zufrieden, sehen wir jugendlich aus, die Augen glänzen, und die Haut ist frisch und belebt. Sind wir niedergeschlagen, unzufrieden oder pessimistisch, wirken wir gealtert, und die Haut erscheint fahl und welk. Ganzheitliche Schönheit umfasst somit die Pflege der Haut ebenso wie die Pflege unseres Innenlebens.

Natürliches für die Haut

Natürliche Schönheit erwächst aus einer gesunden Lebensweise, einem harmonischen Seelenleben und der Pflege der Haut mit natürlichen Kosmetikprodukten, Pflanzenölen und -wässern sowie naturreinen Essenzen. Rosenessenz und Rosenwasser haben hierbei einen ganz besonders hohen Stellenwert, da die außerordentlich positiven Eigenschaften der Rose auf die Haut und auf das Gemüt gleichermaßen belebend wirken.

Das ätherische Rosenöl regeneriert und belebt die Zellen der Haut, sein wundervoller Blütenduft berührt und harmonisiert die Seele. Rosenöl und Rosenwasser werden schon seit Jahrhunderten in der Kosmetik verwendet und sind ideal für die Pflege aller Hauttypen. Rosenöl ist eines der besten Mittel für die Hautpflege, da es sehr mild ist und gleichzeitig gute antiseptische Eigenschaften aufweist. Besonders bewährt hat sich Rosenöl für die sensible und trockene Haut sowie für die reife, zur Faltenbildung neigende Haut, da es die Regeneration der Hautzellen begünstigt.

Für die Anwendung wird das naturreine Rosenöl meist mit Trägersubstanzen (Öle, Cremes) verdünnt. Es sei nochmals darauf hingewiesen, alle anderen ätherischen Öle außer Rose und Lavendel nicht unverdünnt auf die Haut oder die Schleimhäute aufzubringen, sondern immer in einem entsprechenden Medium. Da es sich bei Rosenwasser um eine wässrige Lösung handelt, kann es unbesorgt unverdünnt zur Reinigung, Belebung und Erfrischung der Haut angewendet werden.

Rosenwasser eignet sich hervorragend für die gründliche Gesichtsreinigung. Es enthält die wasserlöslichen Substanzen der Rose und einen geringen Prozentsatz an ätherischem Rosenöl. Dadurch entfaltet es eine gute tonisierende und pflegende Wirkung. Es ist eine natürliche Alternative zu Gesichtswässern mit Alkohol, die die Haut meist austrocknen.

Gesichtspflege

Die Gesichtshaut ist sehr sensibel und bedarf der besonderen Pflege. Sie kann durch verschiedene Einflüsse strapaziert sein (z.B. Heizungsluft, zu viel Sonne, mangelhafte Versorgung mit Vitaminen und Mineralien). Unterstützen Sie sie durch die sanfte Pflege und Massage mit Rosenprodukten:

▶ Die Gesichtshaut mit einer milden natürlichen Reinigungslotion gut vorreinigen.

▶ Anschließend mit Rosenwasser reinigen und erfrischen. Geben Sie dazu einige Tropfen Rosenwasser auf einen Wattebausch, und befeuchten Sie das Gesicht mit sanft kreisenden Bewegungen.

▶ Pflegen und massieren Sie nun die Haut mit einem Rosengesichtsöl. Tragen Sie das Gesichtsöl sofort nach der Reinigung mit Rosenwasser auf, solange die Haut noch feucht ist. Auf diese Weise kann sich die Feuchtigkeit mit dem Öl verbinden. Wenn Sie mögen, beziehen Sie Hals und Dekolletee ebenfalls mit ein.

Gesichtsöle

Zur Herstellung eines Gesichtsöls eignet sich das wertvolle Hagebuttenkernöl am allerbesten. Dieses Basisöl wirkt verjüngend auf die Haut. Es wird ihm sogar nachgesagt, dass es vorhandene Fältchen glätten kann. In Verbindung mit Rosenöl ist es für die Pflege der Gesichtshaut ideal. Es eignet sich für alle Hauttypen, besonders für die sensible und die reife Haut. Das Öl kann statt einer Tages- oder Nachtcreme verwendet werden. Es zieht wunderbar ein und hinterlässt keinen Fettfilm. Gönnen Sie sich jeden Tag eine aromatische Gesichtsmassage, um die Haut zu kräftigen und zu nähren. Die Haut wird dabei nicht nur oberflächlich behandelt, sondern die Substanzen können auch in tiefere Hautschichten eindringen. Tragen Sie das Öl mit beiden Händen aufwärts streichend auf das Gesicht auf, und massieren Sie es mit kreisenden Bewegungen in das Gewebe ein. Beginnen Sie mit dem Kinn, und arbeiten Sie sich Richtung Wangen und Stirn nach oben. Mit dieser einfachen Pflegemassage bekommen Sie einen schönen Teint bzw. können ihn schön erhalten.
Auf 50 Milliliter Basisöl rechnet man drei bis fünf Tropfen Rosenöl. Werden noch andere Öle verwendet, kann die Dosierung bis auf zehn Tropfen erhöht werden.

Für die Pflege der normalen und jungen Gesichtshaut können als Basisöle auch kaltgepresstes Mandelöl oder Jojobaöl verwendet werden. Nehmen Sie für die Gesichtspflege immer das ätherische Öl der Rosa damascena, kein Absolue.

Rezeptur 1 (für alle Hauttypen)
Zutaten: 50 ml Hagebuttenkernöl, 3–5 Tropfen Rosenöl
▶ Das Trägeröl in eine braune Glasflasche füllen und das Rosenöl dazugeben. Gut verschütteln.
▶ Alle folgenden Gesichtsöle in gleicher Weise herstellen.

Rezeptur 2 (für normale Haut)
Zutaten: 25 ml Jojobaöl, 25 ml Hagebuttenkernöl, 3 Tropfen Rosenöl, 4 Tropfen Rosengeranium

Rezeptur 3 (für normale bis trockene Haut)
Zutaten: 50 ml Hagebuttenkernöl, 3 Tropfen Rosenöl, 3 Tropfen Rosengeranium, 4 Tropfen Sandelholzöl

Rezeptur 4 (für trockene und reife Haut)
Zutaten: 50 ml Hagebuttenkernöl, 4 Tropfen Rosenöl, 3 Tropfen Neroli, 2 Tropfen Olibanum (Weihrauch)

Rezeptur 5 (für trockene und sensible Haut)
Zutaten: 50 ml Hagebuttenkernöl, 4 Tropfen Rosenöl, 2 Tropfen Myrrhe, 3 Tropfen Lavendel

Kompressen

Eine Kompresse mit Rosenöl ist eine Wohltat für Körper und Seele. Sie hat einen sehr deutlichen kosmetischen Effekt, da das ätherische Öl gut in die Haut eindringen kann. Außerdem ist das Auflegen einer Kompresse eine einfache Möglichkeit, sich zu verwöhnen und eine Weile zu entspannen.

Einige ätherische Öle regen die Regeneration der Hautzellen besonders gut an. Außer Rosenöl haben folgende Öle einen verjüngenden Effekt auf die Haut: Myrrhe, Neroli, Olibanum (Weihrauch), Rosengeranium und Lavendel.

Für das Gesicht
Zutaten: 1/2 l handwarmes Wasser, 1–2 Tropfen Rosenöl
▶ Das Wasser in eine Schüssel füllen und das Rosenöl dazugeben, gründlich umrühren.
▶ Ein Baumwoll- oder Leinentuch darin einweichen, auswringen und für 5 bis 10 Minuten über das Gesicht breiten. In bequemer Position entspannen und den schönen Duft genießen.

Für die Augen
Zutaten: 1 l kaltes Wasser, 1 Tropfen Rosenöl
▶ Das Wasser in eine Schüssel geben und das Rosenöl gut unterrühren.
▶ 2 Wattebäusche mit dem Duftwasser tränken, ausdrücken und auf die Augen legen.
Für eine Augenkompresse können Sie die beiden Wattebäusche auch einfach mit Rosenwasser benetzen. Sind Ihre Augen einmal müde und angespannt (durch das Tragen von Kontaktlinsen oder anstrengende Bildschirmarbeit), so bringt diese Kompresse wundervoll lindernde Erholung und Entspannung.

Maske

Eine Gesichtsmaske reinigt die Haut sehr tief, denn sie zieht die Hautunreinheiten an die Oberfläche und regt die Durchblutung an. Eine solche Tiefenreinigung kann die Haut etwas austrocknen, deshalb ist eine ein- bis zweimalige Anwendung pro Monat ausreichend.

Rezeptur

Zutaten: 1 gehäufter EL Heilerde, 2–3 EL Rosenwasser, 1/2 TL flüssiger Honig, 1 Tropfen Rosenöl, 1 Tropfen Rosengeranium

▶ Alle Zutaten gut miteinander vermischen und auf die gereinigte Gesichtshaut, eventuell auch auf Hals und Dekolletee, auftragen.

▶ Die Maske 5 bis 10 Minuten lang trocknen lassen und anschließend mit viel lauwarmem Wasser sanft abspülen.

▶ Nachdem alle Spuren der Maske entfernt sind, das Gesicht mit Rosenwasser betupfen, anschließend Rosengesichtsöl auftragen.

Tipp Heilerde bekommt man in Apotheken oder Reformhäusern.

Auch Sesamöl ist ein beliebtes Basisöl für kostbare Blütendüfte. Es wird traditionell in der Ayurvedamedizin als heilendes, wärmendes und entgiftendes Öl angewendet.

Körperpflege

Natürliche Körperöle zur Pflege von Haut und Seele lassen sich leicht selbst herstellen. Je nach Hauttyp kann mit etwas Rosenöl und anderen ätherischen Substanzen ein ganz persönliches Pflegeöl kreiert werden. Das Angebot an naturbelassenen Pflanzenölen ist groß. Sie enthalten keine Konservierungsstoffe und sind kaltgepresst. Dadurch bleiben alle pflegenden Vitamine und wertvollen Mineralstoffe des Öls erhalten, und die Haut kann atmen.

Kleine Ölkunde

Süßes Mandelöl

Es wird durch Kaltpressung süßer Mandeln gewonnen. Mandelöl ist ein feines, leichtes und mildes Öl, das die Haut auf sehr sanfte Weise pflegt. Es eignet sich für jeden Hauttyp und gilt als klassisches

Massageöl. Auch qualitativ hochwertiges Mandelöl ist günstig im Preis. Als Gesichts- und Körperöl lässt sich das geruchlose Mandelöl ebenso gut einsetzen wie in der Babypflege.

Jojobaöl

Jojobaöl ist ein sehr kostbares Pflege- und Massageöl. Gewonnen wird es aus den nussartigen Samen des immergrünen Jojobastrauchs. Jojobaöl pflegt und schützt die Haut sehr gut und reguliert deren Feuchtigkeitshaushalt. Da es die Haut mit einem ganz feinen Schutzfilm überzieht und nicht fettet, wird es gern für die Gesichtspflege verwendet. Es ist für alle Hauttypen geeignet. Weil Jojobaöl ätherische Öle besonders gut löst und bindet, ist es ideal zur Herstellung von Naturparfüms. Jojobaöl hat außerdem den großen Vorteil, dass es nicht ranzig wird und mindestens zwei Jahre lang haltbar ist. Es lässt sich wunderbar zusammen mit anderen fetten Ölen wie Mandel- oder Hagebuttenkernöl verwenden.

Das Öl der Avocadofrucht ist sehr zu empfehlen bei trockener und spröder Haut. Es nährt und regeneriert die Haut und dringt bis in die tieferen Hautschichten ein.

Macadamianussöl

Macadamianussöl hat einen angenehmen, leicht nussigen Eigenduft und enthält reichlich Vitamine und Mineralien. Es pflegt, glättet und nährt die Haut und ist ebenfalls für alle Hauttypen geeignet.
Macadamianussöl wird wegen seiner guten Pflegeeigenschaften auch gern für Babyöle verwendet. Macadamianüsse wachsen in Amerika und auf Hawaii. Das Öl gewinnt man durch Kaltpressung der Nüsse.

Weizenkeimöl

Weizenkeimöl ist bekannt für seinen hohen Gehalt an Vitamin E, Provitamin A und Vitamin D, Lezithin und Enzymen, außerdem enthält es etwa 50 Prozent Linolsäure. Es unterstützt die Muskel- und Drüsenfunktion und wirkt aufbauend und regenerierend auf die Haut. Besonders geeignet ist es für trockene und alternde Haut, für die Behandlung von Narben und Hauterkrankungen wie Psoriasis (Schuppenflechte) und Ekzemen. Gewonnen wird Weizenkeimöl durch die schonende Pressung der frischen Getreidekeimlinge. Es hat einen etwas strengen Eigengeruch.

Rezeptur 1 (für jeden Hauttyp)

Zutaten: 100 ml Mandelöl, 4–5 Tropfen Rosenöl

- Die Öle mischen und gut verschütteln. Sanft einmassieren.

Rezeptur 2 (für sensible Haut)

Zutaten: 50 ml Mandelöl, 50 ml Jojobaöl, 3 Tropfen Rosenöl, 2 Tropfen Palmarosa, 1 Tropfen Ylang-Ylang, 3 Tropfen Bergamotte

Rezeptur 3 (für anspruchsvolle Haut)

Zutaten: 40 ml Hagebuttenkernöl, 40 ml Jojobaöl, 20 ml Weizenkeimöl, 4 Tropfen Rosenöl, 4 Tropfen Sandelholz, 3 Tropfen Linaloeholz, 2 Tropfen Rosengeranium, 2 Tropfen Olibanum (Weihrauch)

Sie können Ihre selbst hergestellten Hautpflegeöle für sich oder für die Massage von Familienmitgliedern und Freunden verwenden. Eine professionelle Aromamassage durch einen erfahrenen Therapeuten oder eine Therapeutin ist eine weiterführende Möglichkeit mit tief greifender und heilsamer Wirkung.

Massagen mit Rosendüften

Eine aromatische Massage mit Rosenessenzen ist eine Wohltat für alle Seinsbereiche, sie verbindet die heilenden Kräfte der Rose mit körperlicher Berührung. Ihre Wirkungen sind vielfältig:

- Sie dringen durch die Oberhaut in das tiefer liegende Hautgewebe.
- Sie werden in die Lymph- und Blutbahnen weitertransportiert.
- Die Durchblutung wird angeregt.
- Entgiftungsprozesse werden beschleunigt.
- Das Immunsystem wird stimuliert.
- Geistige Verspannungen lösen sich.
- Muskelschmerzen lassen nach.

Massageöl »Rosengarten« (aufbauend und stärkend)

Zutaten: 50 ml Mandelöl, 3 Tropfen Rosenöl, 2 Tropfen Rosengeranium, 2 Tropfen Ingwer, 2 Tropfen Zypresse, 3 Tropfen Orange süß

Massageöl »Rosentraum« (sinnlich entspannend)

Zutaten: 50 ml Macadamianussöl, 3 Tropfen Rosenöl, 4 Tropfen Sandelholz, 2 Tropfen Muskartellersalbei, 1 Tropfen Ylang-Ylang, 2 Tropfen Vanilleextrakt

Gesichtsmassage

Nach einem anstrengenden Tag ist eine Gesichtsmassage eine wundervolle Möglichkeit, in kurzer Zeit alle Anspannungen abzulegen. Durch unsere Mimik wird sehr viel Spannung gehalten, wir müssen das »Gesicht wahren«, freundlich sein und lächeln.
Für eine pflegende, entspannende Gesichtsmassage zunächst beide Hände für einen Moment auf das Gesicht legen und entspannen. Dann die Hände mit einem Gesichtsmassageöl nach Wunsch benetzen und in sanften Bewegungen vom Kinn zu den Wangen und zur Stirn hin streichen. Mit den Fingerspitzen kreisende Bewegungen von der Nase aus zu beiden Wangenseiten hin ausführen. Von der Mitte der Stirn sanft zu den Schläfen streichen.

Rezeptur für das Gesicht (entspannend und pflegend)
Zutaten: 20 ml Mandelöl, 1 Tropfen bulgarisches Rosenöl, 1 Tropfen Palmarosa, 1 Tropfen Sandelholz
▶ Alle Zutaten für das Gesichtsmassageöl gut miteinander mischen.

Kinder mit Einschlafschwierigkeiten reagieren sehr gut auf eine Fußmassage. Bereiten Sie aus 20 Milliliter Mandelöl, 2 Tropfen Rosenöl und 2 Tropfen Lavendelöl ein entspannendes Fußmassageöl.

Fußmassage

Die Füße werden sehr oft vernachlässigt, obwohl sie uns tragen und auch große Möglichkeiten bergen, Einfluss auf unsere Gesundheit zu nehmen. Füße mit rauer und rissiger Haut freuen sich besonders über eine Pflege mit reichhaltigen Ölen. Eine Fußmassage, auch ohne Kenntnisse der Reflexzonen, tut sehr gut und entspannt ungemein. Sie erfrischt schmerzende und müde Füße und kann je nach Auswahl der Essenzen anregend oder beruhigend wirken.
Den Fuß zuerst mit beiden Händen halten, dann in sanften, streichenden Kreisbewegungen mit dem Daumen von der Ferse über die ganze Fußsohle Richtung Ballen und Zehen massieren.

Rezeptur für die Füße (bei rauer und rissiger Haut)
Zutaten: 10 ml Weizenkeimöl, 10 ml Jojobaöl, 2 Tropfen Rosenöl, 2 Tropfen Myrrhe, 1 Tropfen Olibanum (Weihrauch)

Handmassage

Auch die Hände bedürfen der besonderen Pflege, sie verfügen über viele Reflexpunkte, die durch eine einfache Massage heilsam stimuliert werden können. Die ätherischen Öle werden über die Haut der sensiblen Handinnenflächen besonders gut aufgenommen.

Rezeptur für die Hände (normale Haut)
Zutaten: 20 ml Mandelöl, 1 Tropfen Rosenöl, 2 Tropfen Palmarosa

Rezeptur für die Hände (trockene Haut)
Zutaten: 10 ml Hagebuttenkernöl, 10 ml Macadamianussöl, 1 Tropfen Rosenöl, 1 Tropfen Zedernholzöl (Cedrus atlantica), 1 Tropfen Vetiver, 1 Tropfen Linaloeholz

Bayöl wird aus den Blättern eines südamerikanischen Baums gewonnen, dessen Früchte die bekannten Pimentkörner sind, die in der Küche als Gewürz verwendet werden. Das Öl duftet nach Gewürznelken und Muskat und soll den Haarwuchs anregen.

Haarpflege

Eine wöchentliche Ölbehandlung ist eine natürliche und einfache Kur für strapazierte Haare. Vor allem trockene Haare erhalten dadurch neuen Glanz. Die vitalen Nährstoffe werden ersetzt, die Kopfhaut gekräftigt. Auch normalen Haaren bekommt diese Behandlung gut. Für die Kur müssen Sie etwa zwei Stunden einkalkulieren.

Rezeptur für eine Haarölkur
Zutaten: 20 ml Jojobaöl, 20 ml Weizenkeimöl, 4 Tropfen Rosenöl, 3 Tropfen Rosengeranium, 4 Tropfen Bayöl

- ▶ Alle Ingredienzen in eine Flasche füllen und gut verschütteln, dann das Öl gleichmäßig in den Haaren verteilen. Dabei strähnchenweise vorgehen und vor allem die Haarspitzen berücksichtigen.
- ▶ Ein Handtuch, das wegen des Öls für diesen Zweck reserviert sein sollte, um den Kopf wickeln und die Substanzen 2 Stunden lang einwirken lassen.
- ▶ Danach Haare mit einem milden Shampoo gründlich waschen und wie gewohnt trocknen.

Ganz einfach können Sie ein wohlduftendes und pflegendes Haarshampoo zubereiten. Wird Rosenöl Shampoos zugesetzt, riecht das nicht nur wundervoll, das Haar wird dadurch auch besonders gepflegt und gekräftigt.

Rezeptur 1 (für jeden Haartyp)
Zutaten: 100 ml unparfümiertes Shampoo oder flüssige Neutralseife, 4 Tropfen Rosenöl, 4 Tropfen Linaloeholz, 3 Tropfen Orange süß

▶ Die ätherischen Öle tropfenweise in die Shampooflasche geben und das Ganze gut verschütteln (bei vielen Shampoos lässt sich die Verschlusskappe abdrehen).

▶ Das Gemisch 2 bis 3 Tage lang stehen lassen, damit sich die ätherischen Öle gut lösen können.

▶ Das Shampoo vor der Anwendung nochmals schütteln und die Haare wie gewohnt waschen.

Tipp Unparfümiertes Shampoo oder flüssige Neutralseife sind im Naturkostladen, im Reformhaus oder in der Apotheke erhältlich.

Um die Ölkur aus den Haaren zu waschen, darf man erst nach dem Shampoonieren mit Wasser spülen. Wenn das Shampoo auf den bereits feuchten Haaren verwendet wird, bleiben fettige Rückstände, und die Haare fallen nach dem Trocknen schwer und strähnig.

Rezeptur 2 (für jeden Haartyp)
Zutaten: 100 ml unparfümiertes Shampoo oder Neutralseife, 3 Tropfen Rosenöl, 4 Tropfen Palmarosa, 3 Tropfen Bayöl

▶ Auf die gleiche Weise herstellen und verwenden wie Rezeptur 1.

Wohlbefinden und Sinnlichkeit

Eine rosafarbene oder rote Rose mit ihren zarten, dicht gefüllten Blütenblättern hat eine sehr edle, aufrichtige, ja fast stolze Haltung und durch ihre Fülle und Weichheit eine sehr weibliche und sinnliche Ausstrahlung. Der Vergleich mit einer schönen, starken und sinnlichen Frau liegt nahe.

Die Duftentfaltung von reinem Rosenöl lässt folgenden Verlauf erkennen: Der vollblütige, süße Duft hat zunächst etwas Lichtes, Erheiterndes, er erfreut das Gemüt und hebt die Stimmung. Des Weiteren öffnet er das Herz für die Schwingungen der Liebe und des

Mitgefühls, er stimmt sanft und fördert die liebevolle Kommunikation mit dem Gegenüber. Als dritte Nuance bzw. als Unterton ist eine sinnliche, erotisierende Wirkung wahrnehmbar, die getragen ist von der Energie des Herzens. Rosenduft ist ein sanftes Aphrodisiakum und ein wundervoller Begleiter im bewussten Umgang mit Sinnlichkeit. Rosenduft ermöglicht es, das erotische Empfindungsvermögen zu steigern und dabei die Sexualität über das rein körperliche Erleben hinaus auf ein ganzheitlich erfüllendes Niveau anzuheben. Sinnlichkeit, Herzensliebe, Achtsamkeit und gegenseitiger Respekt werden gleichermaßen angeregt.

Frauen und Rosen

Der Charakter des Rosendufts kann sich verblüffend ändern, je nachdem, welche anderen ätherischen Öle ihn begleiten. Von sanfter Süße über sinnliche Eleganz bis zu holzig-warmen oder fruchtig-frischen Tönen reicht die Palette der Möglichkeiten.

Die Kraft der Rose kann für Frauen eine sehr heilsame und wertvolle Begleitung sein auf dem Weg zu einem erfüllten und selbstbestimmten, sinnlichen Leben. Noch immer wird der weibliche Körper in den Medien (und über diese im Bewusstsein vieler Menschen) auf das rein Objekthafte reduziert. Dies ist eine enorme Beschränkung. Die Rose unterstützt Frauen darin, ihre Weiblichkeit auf jeder Ebene selbstbewusst anzunehmen und auszudrücken.

Männer und Rosen

Auf Männer wirkt Rosenduft öffnend und lösend. Er erleichtert es ihnen, Gefühle wahrzunehmen und zu zeigen, was für eine erfüllte Liebesbeziehung von großem Vorteil ist. Zudem unterstützt die Kraft der Rose die weibliche Seite im Mann, sie erhöht die Sensibilität und die Fähigkeit zur Hingabe. Auch eine langjährige Partnerschaft muss nicht langweilig werden. Rosenduft kann das zärtliche Interesse und das erotische Begehren beleben und wieder frischen Wind in das Liebesleben bringen. Sandelholz ist der beste Begleiter der Rose. Wird die Rose als Königin der Düfte bezeichnet, so kommt Sandelholz mit seinem warmen, balsamischen Duft die Stellung als König der Düfte zu – beide zusammen verbinden sich zu einem schönen Paar. Sie ergänzen sich wundervoll in ihrem Duft und in ihrer Wirkung.

Rosendüfte verbreiten

Kreieren Sie eine freundliche und sinnliche Atmosphäre in all Ihren Räumen, oder verwandeln Sie Ihr Schlafzimmer in einen Dufttempel. Wählen Sie einen Ihnen zusagenden Duft, und geben Sie diesen in eine Duftlampe. Rosenessenz wird wegen des hohen Preises für die Wohnraumaromatisierung meist sparsam verwendet und mit anderen Essenzen gemischt. Sie können auch fünf bis zehn Tropfen einer so genannten Rosenkomposition (siehe Seite 35) in die Schale der Duftlampe geben. Lassen Sie die Lampe einige Stunden brennen, bis sich die Düfte im ganzen Raum verteilt haben.

Es gibt viele Möglichkeiten, mit Rosendüften die persönliche Ausstrahlung zu unterstreichen, das sinnliche Empfinden zu steigern und das gemeinsame Erleben in der Partnerschaft zu bereichern.

Sanft-weicher Rosenduft
Zutaten: 3 Tropfen Rosenöl, 2 Tropfen Palmarosa, 3 Tropfen Vanille

Sinnlich-intensiver Blütentraum
Zutaten: 3 Tropfen türkisches Rosenöl, 1 Tropfen Magnolienblüte, 1 Tropfen Ylang-Ylang, 2 Tropfen Bitterorange

Beschwingter Rosenduft am Morgen
Zutaten: 2 Tropfen türkisches Rosenöl, 2 Tropfen Rosengeranium, 3 Tropfen Bergamotte, 3 Tropfen Honigextrakt

Edle Rosenparfüms

Ein natürliches Rosenparfüm hebt Ihre Stimmung und trägt dazu bei, sich rundum wohl zu fühlen in Ihrer Haut. Hüllen Sie sich in diesen feinen, sinnlichen Wohlgeruch, und kreieren Sie damit eine anziehende individuelle Duftaura.

Verwenden Sie zur Herstellung eines Rosenparfüms entweder nur Rosenabsolue oder auch andere wertvolle Blütendüfte, wie z. B. Tuberose und Magnolienblüte, sowie warme Holznoten, eventuell auch eine spritzige Zitrusnote. Sie können zwischen Jojobaöl oder Parfümalkohol als Trägersubstanzen wählen (siehe Seite 30). Alle Parfüms sollten gut verschüttelt werden und einige Wochen lang reifen.

Rose Classic
Zutaten: 10 ml Jojobaöl, 4 Tropfen marokkanisches Rosenabsolue, 3 Tropfen türkisches Rosenöl, 5 Tropfen Sandelholzöl, 2 Tropfen Linaloeholzöl

Rose Frühlingshauch – fein und heiter
Zutaten: 10 ml Jojobaöl, 4 Tropfen Rosenabsolue, 2 Tropfen Rosengeranium, 2 Tropfen Narzissenabsolue, 3 Tropfen Bergamotte, 4 Tropfen Sandelholz

Die Tuberose (Polianthes tuberosa) ist keine Rosenart, sondern gehört zur Familie der Nachthyazinthen. Tuberosenabolue hat einen besonders edlen, süßen, schweren und sehr sinnlichen Blütenduft.

Rose Oriental – herb-würzig
Zutaten: 10 ml Jojobaöl, 4 Tropfen Rosenabsolue, 1 Tropfen Osmanthus, 1 Tropfen Vetiver, 1 Tropfen grüner Pfeffer, 4 Tropfen Sandelholz, 2 Tropfen Grapefruit

Rose Elegance – edel und verführerisch
Zutaten: 10 ml Parfümalkohol, 5 Tropfen marokkanisches Rosenabsolue, 2 Tropfen Tuberosenabsolue, 1 Tropfen Osmanthusöl, 2 Tropfen Orange süß, 5 Tropfen Sandelholz

Rose Amor – vollblütig-erotisch
Zutaten: 10 ml Parfümalkohol, 5 Tropfen Rosenabsolue, 1 Tropfen Ylang-Ylang, 2 Tropfen Magnolienblüte, 2 Tropfen Bergamotte, 3 Tropfen Vetiver

Wohlfühlbäder

Bereiten Sie sich ein sinnliches Badevergnügen mit Rosendüften. Mit einem wohlriechenden und entspannenden Bad lassen Sie den Alltag und alle Sorgen hinter sich. Schließen Sie die Augen, genießen Sie die sinnlichen Blütendüfte im warmen Wasser. Hören Sie dabei schöne Musik. Zünden Sie sich eine Kerze an, und trinken Sie ein Glas Champagner. Diesen besonderen Badegenuss können Sie sich allein oder als Verwöhnritual zu zweit gönnen. Und so bereiten Sie das Dufterlebnis in der Badewanne vor:

- ▶ 37 bis 39 °C warmes Wasser einlaufen lassen.
- ▶ 3 bis 4 Esslöffel Sahne als Emulgator in ein Schälchen geben.
- ▶ Eine Duftmischung nach Wahl in die Sahne träufeln.
- ▶ Beide Komponenten sehr gut miteinander verrühren.
- ▶ Das fertige Gemisch in der gefüllten Wanne verteilen.
- ▶ Etwa 20 Minuten lang baden. Danach gut abtrocknen, in ein großes Badetuch hüllen und für 10 bis 20 Minuten nachruhen.

Blütenzauber – blumig-sinnlich, zum Entspannen
Zutaten: 3 Tropfen Rosenöl, 3 Tropfen Rosengeranium, 2 Tropfen Ylang-Ylang, 3 Tropfen Orange

Morgenfrische – würzig-blumig, zum Wachwerden
Zutaten: 3 Tropfen Rosenöl, 2 Tropfen Wacholder, 1 Tropfen Koriander, 1 Tropfen grüner Pfeffer, 1 Tropfen Vetiver, 2 Tropfen Bergamotte

Honeymoon – vollblütig-süß, zum Verwöhnen
Zutaten: 3 Tropfen Rosenöl, 2 Tropfen Jasminabsolue, 1 Tropfen Ylang-Ylang, 3 Tropfen Sandelholz, 2 Tropfen Honigextrakt, 2 Tropfen Grapefruit

Geraniumöl, auch Rosengeraniumöl genannt, wird aus den Blättern von Pelargonium graveolens gewonnen. Sein Duft ist intensiv blumig mit leicht würziger Note und kann je nach Ernte sehr unterschiedlich sein.

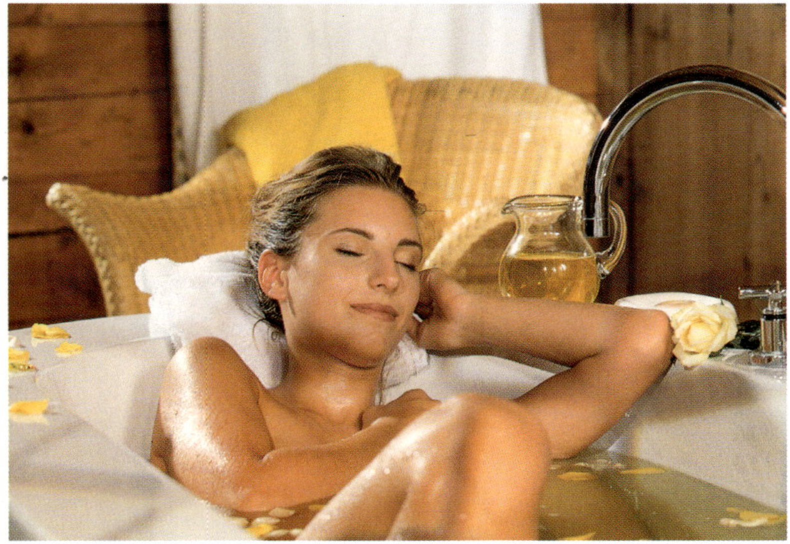

Für den entspannenden Genuss in der Badewanne ist es wichtig, die ätherischen Öle gut mit dem Emulgator zu vermischen, damit sie sich vollständig entfalten können.

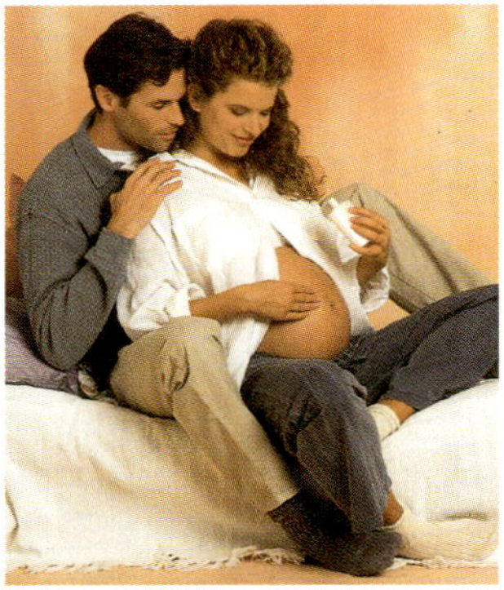

Die Königin der Blumen ist auch während Schwangerschaft und Geburt eine wertvolle Hilfe.

Die nachfolgenden Bäder-, Pflegeöl- und Massageölrezepte sind für begleitende und lindernde Maßnahmen gedacht. Sie wollen und können die fachkundige Hilfe durch den Arzt oder die Hebamme nicht ersetzen!

Rosendüfte begleiten Mutter und Kind

Rosenöl ist traditionell eines der beliebtesten ätherischen Öle in der Geburtsvorbereitung, für den Geburtsvorgang und das Wochenbett. Die harmonisierende Wirkung der Rose auf die Psyche hilft vielen Frauen, die emotionalen Schwankungen während der Schwangerschaft auszugleichen. Gerade in dieser so wichtigen Lebenssituation sollte eine Frau sich erlauben, den eigenen Bedürfnissen und dem Körper genügend Aufmerksamkeit zu schenken. Die körperliche und seelische Entwicklung des heranwachsenden Kindes im Mutterleib ist eng verbunden mit dem Befinden der Mutter.

Trinken Sie genügend klares Wasser und Kräutertee, achten Sie auf eine ausgewogene Ernährung, und vermeiden Sie Genussgifte. Schenken Sie sich Zeit und Ruhe, verwöhnen Sie sich. Bäder und Massagen sind angenehm und erholsam und helfen bei vielen kleineren Beschwerden. Die Essenz der Rose und andere ätherische Öle können während der Schwangerschaft in den empfohlenen Dosierungen bedenkenlos angewandt werden, vorausgesetzt, Sie sind gesund und nehmen die Termine für die Vorsorgeuntersuchungen wahr.

Während der Schwangerschaft

Die Schwangerschaft ist eine elementare und einschneidende Erfahrung im Leben einer Frau. Sie geht mit großen körperlichen Veränderungen einher, und das psychische Befinden ist geprägt von der Freude auf das Kind, aber auch von Unsicherheiten und Ängsten.

Die meisten Frauen sind in dieser Zeit sehr geruchsempfindlich. Der Duft der Rose wird jedoch meist als wohltuend empfunden und gern angenommen. Prüfen Sie die Rezepte, und verwenden Sie nur die Düfte, die für Sie wirklich angenehm sind.

Für die Psyche

Je nach Stimmungslage können Sie die Räume, in denen Sie sich aufhalten, mit Rosendüften, die mit unterschiedlichen anderen ätherischen Ölen kombiniert werden, erfüllen. Sie wirken entspannend bei Unruhe und Nervosität oder stärkend bei Ängstlichkeit.

Rezeptur 1 (bei Aufregung)
Zutaten: 2 Tropfen Rosenöl, 1 Tropfen Ylang-Ylang, 3 Tropfen Orange
▶ Die Verdunstungsschale der Duftlampe mit Wasser füllen und alle Öle hineinträufeln.

Rezeptur 2 (bei Ängstlichkeit)
Zutaten: 2 Tropfen Rosenöl, 2 Tropfen Ho-Blätter, 2 Tropfen Zistrose, 2 Tropfen Bergamotte
▶ Wie oben beschrieben anwenden.

Verwenden Sie bitte für alle Rezepturen dieses Kapitels ausschließlich das destillierte Rosenöl der Rosa damascena, kein Rosenabsolue. Beachten Sie ansonsten die allgemeinen Anwendungshinweise ab Seite 25.

Dehnungsstreifen

Durch die starke Dehnung des Bindegewebes während der letzten Monate der Schwangerschaft können kleine Risse im Gewebe entstehen, die in manchen Fällen auch nach der Geburt bestehen bleiben. Zur Vorbeugung empfiehlt sich ein sanftes und regelmäßiges Einmassieren von Hautpflegeölen mit Rosenessenz.
Rosenöl hat sehr gute hautregenerierende und stärkende Eigenschaften auf das Bindegewebe. Für die Vorbeugung und Behandlung von Schwangerschaftsstreifen kann es durch die ätherischen Öle von Neroli und Lavendel (Lavandula angustifolia) sinnvoll ergänzt werden.

Hautpflegeöl (vorbeugend)
Zutaten: 50 ml Weizenkeimöl, 50 ml Mandelöl, 3 Tropfen Rosenöl, 2 Tropfen Neroli, 2 Tropfen Linaloeholz, 3 Tropfen Sandelholz
▶ Das Öl auf die Hand geben und Bauch, Gesäß und Oberschenkel mit sanften Kreisbewegungen massieren.

Bereits bestehende Schwangerschaftsstreifen können durch eine regelmäßige Behandlung mit dem folgenden Öl ausgeglichen oder abgemildert werden:

Hautpflegeöl (bei Schwangerschaftsstreifen)
Zutaten: 50 ml Weizenkeimöl, 50 ml Hagebuttenkernöl, 6 Tropfen Rosenöl, 4 Tropfen Myrrhe, 5 Tropfen Lavendel

Geburtsvorbereitung

Bäder und Massagen mit Rosenölen sind vor allem gegen Ende der Schwangerschaft eine willkommene Erholung und Erleichterung bei Ängsten, Erschöpfung oder Schmerzen.

Sanfte Massagen der Nierengegend mit wohlriechenden Ölen helfen bei Verstopfung, unter der viele schwangere Frauen leiden. Empfehlenswert sind auch Mischungen mit einigen Tropfen Mandarinenöl, das bei Blähungen die Darmtätigkeit beruhigt.

Rosenduftbad zum Entspannen
Zutaten: 3 EL Sahne, 2 Tropfen Rosenöl, 2 Tropfen Muskatellersalbei, 3 Tropfen Lavendel
▶ Die Sahne in ein Schälchen geben, die Öle gut untermischen und ins warme Badewasser (nicht mehr als 38 °C) laufen lassen.
▶ 15 Minuten baden und anschließend mindestens 20 Minuten lang ruhen (siehe auch die Hinweise auf Seite 26).

Massageöl Rezeptur 1
Zutaten: 50 ml Mandelöl, 50 ml Macadamianussöl, 2 Tropfen Rosenöl, 2 Tropfen Linaloeholz, 2 Tropfen Sandelholz
▶ Alle Zutaten gut miteinander mischen und den Bauch ganz sanft im Uhrzeigersinn massieren.
▶ Wenn Sie es ermöglichen können: Lassen Sie sich hin und wieder von einer erfahrenen Therapeutin oder einem Therapeuten eine Ganzkörpermassage geben.

Massageöl Rezeptur 2
Zutaten: 50 ml Mandelöl, 50 ml Jojobaöl, 3 Tropfen Rosenöl, 2 Tropfen Jasminabsolue, 4 Tropfen Lavendel
▶ Wie oben beschrieben anwenden.

Unterstützung während der Geburt

Frédérik Leboyer, Frauenarzt und Geburtshelfer, war einer der Wegbereiter für die sanfte Geburt. Er hat die Einflüsse und Umstände des Geburtsvorgangs auf das Wohlbefinden des Kindes erforscht und ein Bewusstsein für die Notwendigkeit einer möglichst freundlichen und warmen Atmosphäre während der Geburt geweckt.
In zunehmendem Maß bemühen sich Hebammen, Ärzte und Väter, soweit es die äußeren Gegebenheiten erlauben, das Erlebnis der Geburt für Kind und Mutter in einer liebevollen und achtsamen Weise mitzugestalten.
Rosenöle sind für dieses Ereignis in besonderem Maß geeignet. Der Duft der Rose trägt dazu bei, dem Baby einen freundlichen Empfang zu bereiten. Die gebärende Frau kann durch Rosenduft leichter loslassen, sich öffnen und den Wehenschmerz besser verarbeiten.

Jasmin ist ebenfalls ein wundervoller Blütenduft und ideal für die Geburt. Er löst Ängste und seelische Verkrampfungen, beruhigt und regt die Wehentätigkeit an. In Indien wird er traditionell in Massageölen zur Geburtshilfe eingesetzt.

Für die Duftlampe

Bei einer Hausgeburt ist das Aufstellen einer Duftlampe sicherlich kein Problem. Mittlerweile sind viele Hebammen und auch manche Gynäkologen für diese Möglichkeiten offen oder setzen sogar selbst ätherische Öle bei der Geburt ein.
Erkundigen Sie sich dort, wo Sie entbinden möchten, wie der Umgang mit ätherischen Ölen gehandhabt wird.

Rezeptur 1
Zutaten: 3 Tropfen Rosenöl, 2 Tropfen Jasminöl, 2 Tropfen Bergamotteöl
▶ Die Verdunstungsschale der Duftlampe mit Wasser füllen und alle Öle hineinträufeln.

Rezeptur 2
Zutaten: 2 Tropfen Rosenöl, 2 Tropfen Neroli, 3 Tropfen Lavendel
▶ Wie oben beschrieben anwenden.

Hilfe bei den Wehen

Muskatellersalbei (Salvia sclarea) darf keinesfalls mit dem Gewürzsalbei (Salvia officinalis) verwechselt werden, der für Schwangere nicht geeignet ist und bei Überdosierung Krämpfe hervorrufen kann. Muskatellersalbei dagegen ist gut verträglich und wirkt entspannend.

Die starken Schmerzen im unteren Rückenbereich während der Wehen lassen sich mildern durch eine sanfte Massage mit einem wohltuenden und entspannungsfördernden Wehenmassageöl. Die Massage wird während der Wehen oder in den Wehenpausen am Rücken durchgeführt. Sie sollte unter Anleitung einer erfahrenen Hebamme vom Partner gegeben werden oder aber von der Hebamme selbst.

Wehenmassageöl (entspannend)
Zutaten: 100 ml Mandelöl, 4 Tropfen Rosenöl, 2 Tropfen Jasminabsolue, 5 Tropfen Muskatellersalbei, 4 Tropfen Lavendel

Wehenkompresse (wohltuend, lindernd)
Zutaten: 2 Tropfen Rosenöl, 2 Tropfen Muskatellersalbei, 2 Tropfen Lavendel

- Alle Zutaten in handwarmes Wasser geben und verrühren.
- Ein sauberes Tuch damit tränken, auswringen und unmittelbar über dem Schamhaar auf den Unterleib legen.
- Die Kompresse erneuern, sobald sie abzukühlen beginnt.

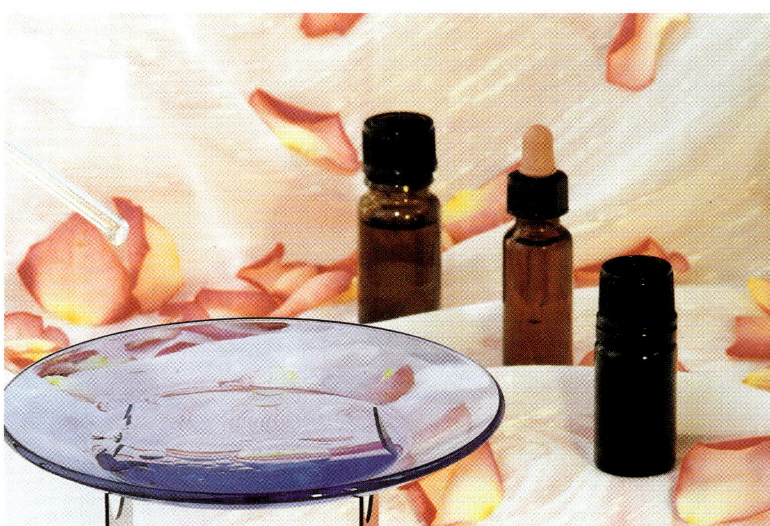

Bei und nach der Geburt sorgen Duftlampenkompositionen mit Rosenöl für eine angenehm friedliche und entspannte Atmosphäre.

Die Zeit nach der Geburt

Postnatale Depression

Bei nicht wenigen Frauen kommt es einige Tage nach der Geburt (postnatal) zu Depressionen. Die hormonelle Situation hat einen starken Einfluss auf die Psyche. Viele Frauen erleben extreme Gefühlsschwankungen. Um diese Stimmungen, die bis zu tiefster Traurigkeit reichen können, auszugleichen, helfen aufhellende Raumdüfte, harmonisierende Bäder und entspannende Pflegeöle mit Rosendüften.

Nach den Strapazen der Geburt ist das Wochenbett eine wichtige Erholungsphase für Mutter und Kind. In der ersten Woche sollte die Bettruhe eingehalten werden, das Neugeborene sollte möglichst viel Körperkontakt mit der Mutter haben.

Raumduft (aufmunternd, harmonisierend)

Zutaten: 2 Tropfen Rosenabsolue, 2 Tropfen Rosengeranium, 3 Tropfen Vanille, 2 Tropfen Mandarine

▶ Die Verdunstungsschale der Duftlampe mit Wasser füllen und alle Öle hineinträufeln.

Rosenbad (ausgleichend, tröstend)

Zutaten: 3 EL Sahne, 2 Tropfen Rosenöl, 3 Tropfen Palmarosa, 2 Tropfen Jasminabsolue, 3 Tropfen Orange süß

▶ Die Sahne in ein Schälchen geben, die Öle gut untermischen und ins warme Badewasser (nicht mehr als 38 °C) laufen lassen.

▶ 15 Minuten lang baden und anschließend für mindestens 20 Minuten ruhen (siehe auch die Hinweise auf Seite 26).

Da Geburtsarbeit sehr anstrengend ist, kann es nach der Geburt auch zu Erschöpfungszuständen kommen. Um wieder neue Kräfte zu sammeln, helfen erholsame und stärkende Massagen.

Pflege- und Massageöl (aufbauend, stärkend)

Zutaten: 50 ml Jojobaöl, 50 ml Mandelöl, 4 Tropfen Rosenöl, 2 Tropfen Wacholder, 3 Tropfen Zypresse, 3 Tropfen Bergamotte

▶ Alle Zutaten gut miteinander vermischen.

▶ Pflegen Sie sich am besten täglich mit diesem Öl. Lassen Sie sich von Ihrem Partner ab und zu eine Massage geben.

Geschwollene Brüste und Brustdrüsenentzündung

Durch das Stillen kann es zu schmerzhaften Schwellungen und Entzündungen der Brüste kommen. Mit Rosenwasser können Sie einer Brustdrüsenentzündung (Mastitis) vorbeugen. Treten bereits Beschwerden auf, lindert Rosenöl durch seine entzündungshemmenden Eigenschaften.

Reinigung mit Rosenwasser

▶ Die Brustwarzen nach jedem Stillen mit Rosenwasser reinigen und die Brüste mit etwas Mandelöl pflegen.

Kühlende Kompresse bei Entzündungen

Zutaten: 2 Tropfen Rosenöl, 2 Tropfen Lavendel, 1 l kühles Wasser

▶ Rosenöl und Lavendel in das Wasser geben und gut vermischen.

▶ Ein sauberes Tuch damit tränken, auswringen und auflegen.

▶ Die Kompresse mehrmals erneuern.

▶ Kommt es zu keinem Rückgang der Beschwerden oder zu Fieber, müssen Sie sich mit Ihrem Arzt in Verbindung setzen.

Wichtig ist die Pflege der Brüste bereits während der Schwangerschaft, denn dem zarten Gewebe wird beim Stillen viel zugemutet. Regelmäßige sanfte Ölmassagen stärken, festigen und beugen späteren Beschwerden vor. Besonders geeignet ist dazu neben Rosen- auch Lavendelöl.

Rosendüfte für die Kleinsten

»Die Berührung ist die Wurzel. Und so sollten wir mit ihr auch umgehen. Wir müssen unsere Babys so nähren, dass sie wirklich satt werden, innen wie außen. Wir müssen zu ihrer Haut sprechen und zu ihrem Rücken, denn die hungern und dursten und schreien genauso wie ihr Bauch. Wir müssen sie mit Wärme und Zärtlichkeit genug füttern. Denn das brauchen sie, so sehr wie Milch.«
(Frédérick Leboyer)

Kinder und im besonderen Maß Babys brauchen Zuwendung und Berührung. Im Mutterleib ist das Kind gehalten in einer warmen, weichen und fließenden Umgebung. Nach der Geburt vermisst das Neugeborene den Kontakt, die Stütze am Rücken und die sanfte Bewegung im warmen Fruchtwasser.

Babypflege und -massage

Durch sanftes Streicheln und Massieren erleichtern Sie Ihrem Baby den rauen und kühlen Start in diese Welt. Im ersten Lebensmonat sollte die Berührung ein sanftes Streicheln sein, danach können Sie Ihr Kind täglich etwa 15 Minuten am ganzen Körper massieren. Rosenessenz ist ein sehr mildes, pflegendes ätherisches Öl und damit optimal als Zusatz für ein Babypflege- und Massageöl. Da reines Rosenöl zwar sanft, dabei aber auch sehr stark ist, halten Sie sich bitte an die Dosierungen. Rosenöl lässt sich für die Pflege von zarter und empfindlicher Haut gut verbinden mit dem ätherischen Öl von Palmarosa. Palmarosaöl hat ebenfalls gute hautpflegende Eigenschaften und eignet sich daher auch für die Babyhaut.

Noch einmal der Hinweis: Verwenden Sie bitte ausschließlich reine, naturbelassene Pflanzenöle! Mineralöle, auf deren Basis herkömmliche Babyöle hergestellt sind, verschließen die Hautporen, sie sind nicht atmungsaktiv.

Rosenpflegeöl für das Neugeborene

Zutaten: 100 ml Mandelöl, 1 Tropfen Rosenöl

▶ In das Mandelöl das Rosenöl träufeln und gut schütteln.

Hautöl für die tägliche Babypflege

Zutaten: 50 ml Mandelöl, 1–2 Tropfen Rosenöl

Tipp Dieses Babyhautöl eignet sich auch gut für Massagen.

Für trockene Babyhaut

Zutaten: 50 ml Weizenkeimöl, 2 Tropfen Rosenöl

Für normale Babyhaut

Zutaten: 25 ml Weizenkeimöl, 25 ml Macadamianussöl, 1 Tropfen Rosenöl, 1 Tropfen Palmarosa

Für den kleinen Bauch bei Blähungen

Zutaten: 50 ml Mandelöl, 1 Tropfen Rosenöl, 2 Tropfen Lavendel

Für das Babybad

Zutaten: 3 EL Sahne, 1 Tropfen Rosenöl, 1 Tropfen Palmarosa

▶ Die Öle gut mit der Sahne mischen und ins warme Wasser geben.

Rosenöle in der Kinderklinik

Im Kinderzimmer verbreitet sich ein angenehm süßer Rosenduft, wenn Sie 1 Tropfen Rosenöl, 2 Tropfen Honigextrakt und 2 Tropfen Vanille in die Duftlampe geben.

Rosenessenz und andere ätherische Öle werden mittlerweile erfolgreich in Kinderkliniken und anderen Krankenhäusern eingesetzt, um die Atmosphäre der Räume möglichst angenehm zu gestalten und die Qualität der Raumluft zu verbessern.
Ätherische Öle haben außerdem desinfizierende Eigenschaften und können die Keimzahl in der Luft reduzieren und damit Ansteckungsgefahren vermindern.
In einer bekannten Münchner Klinik wird dies durch engagiertes Pflegepersonal praktiziert. Eine Krankenschwester berichtete von ihrer Arbeit auf der Frühgeborenenstation. Gerade Frühchen seien nach einem so traumatischen Start in die Welt dankbar für eine aufmerksame und liebevolle Pflege. Durch die Anwendung von Rosenölen in Duftlampen wurden die Kinder eindeutig ruhiger und konnten besser schlafen.
Sofern es die Zeit erlaubt, bekommen die zu früh geborenen Kinder eine kleine Streichelmassage an den Füßen mit Rosenpflegeölen. Die Kinder, so die Schwester, würden ruhig, schliefen ein und hätten nach der Massage einen zufriedenen Ausdruck in ihrem Gesicht.

Kliniken verwenden aus Sicherheitsgründen elektrisch betriebene Duftlampen, die natürlich, ebenso wie die ätherischen Öle, außer Reichweite der Kinder stehen müssen.

Rosendüfte im Krankenzimmer

Muss ein Kind im Krankenhaus sein, dann erleichtern bzw. verschönern Rosendüfte dem Kleinen den Aufenthalt. Vor allem Ängste und Trennungsschmerz sind wichtige Themen für Kinder im Krankenhaus. Hier trösten, besänftigen und beruhigen die Rosendüfte.
Auch für besorgte oder angespannte Eltern und Verwandte sind die feinen Düfte eine willkommene Unterstützung.
Nicht nur im Krankenhaus, natürlich auch im Krankenzimmer zu Hause schafft ätherisches Rosenöl in der Duftlampe eine freundliche, entspannte Atmosphäre.
Die Verwendung von Rosenkompositionen ist am einfachsten, selbst hergestellte Mischungen haben den Vorteil, dass sie sich gezielter einsetzen lassen.

Beruhigend und tröstend

Zutaten: 2 Tropfen Rosenöl, 1 Tropfen Jasmin, 2 Tropfen Honigextrakt, 2 Tropfen Linaloeholz

Für eine angenehme Atmosphäre

Zutaten: 1 Tropfen Rosenöl, 3 Tropfen Palmarosa, 3 Tropfen Mandarine

▶ Alle Zutaten in die Wasserverdunstungsschale der Duftlampe geben.

Bei Trennungsschmerz

Zutaten: 2 Tropfen Rosenöl, 1 Tropfen Melisse, 2 Tropfen Vanille

Unruhe und Schlafstörungen

Bei Kindern sind Schlafstörungen häufig eine Folge von unverarbeiteten Erlebnissen, Ängstlichkeiten oder anderen seelischen Problemen. Es ist wichtig, die Ursachen herauszufinden. Bei länger andauernden Schlafstörungen sollte ärztlicherseits geklärt werden, ob organische Störungen vorliegen. Rosenöle und andere entspannende Aromaöle wirken beruhigend und besänftigend auf das Gemüt. Oft genügt es schon, vor dem Schlafengehen eine Duftlampe im Kinderzimmer aufzustellen. Sehr wirksam ist eine entspannende Fußmassage, sie verhilft meist zum schnellen Einschlafen.

Wie Erwachsene auch, lassen Kinder unverarbeitete Tageserlebnisse nicht einschlafen oder verursachen unruhige Träume. Die bewährte Gutenachtgeschichte liefert oft Anknüpfungspunkte, wichtige Fragen sowie kleine Sorgen und Kümmernisse noch bei den Eltern loszuwerden.

Gutenachtmischung

Zutaten: 2 Tropfen Rosenöl, 4 Tropfen Lavendel, 2 Tropfen Orange

▶ Alle Zutaten in die Verdunstungsschale der Duftlampe geben.

Süße-Träume-Mischung

Zutaten: 2 Tropfen Rosenöl, 2 Tropfen Mandarine, 2 Tropfen Linaloeholz

Fußmassageöl »Sandmann«

Zutaten: 50 ml Macadamianussöl, 2 Tropfen Rosenöl, 1 Tropfen Kamille blau, 2 Tropfen Lavendel (Lavandula angustifolia)

Windelausschlag und Wundsein

Wenn sich im Windelbereich die Haut rötet, wund ist und einen Ausschlag zeigt, können Feuchtigkeit, zu dicht schließende Windeln oder allergische Reaktionen auf Höschenwindeln bzw. das Windelwaschmittel die Ursachen sein. Häufig sind auch saure Früchte oder Fruchtsäfte an einem wunden Babypo schuld, die entweder die stillende Mutter selbst verzehrt oder allzu frühzeitig dem Kind verabreicht hat. Ein mildes Hautöl mit Rosenessenz pflegt die Babyhaut sehr gut und kann auf sanfte Art und Weise die Entzündung lindern oder zum Abheilen bringen. Eine gute Ergänzung ist das wegen seiner milden Heilkraft viel in der Babypflege verwandte Öl der Deutschen Kamille, das sich gut für Waschungen und Sitzbäder eignet.

Vermeiden Sie Aufregungen in der Zeit vor dem Schlafengehen. Manchmal erleichtert es den Kindern das Einschlafen, wenn die Tür offen steht und das Licht anbleibt. Kinder sprechen bei seelischen Konflikten auch sehr gut auf eine Bach-Blütenbehandlung an.

Hautpflegeöl

Zutaten: 50 ml Hagebuttenkernöl, 50 ml Weizenkeimöl, 2 Tropfen Rosenöl, 3 Tropfen Lavendel

▶ Alle Zutaten gut vermischen und das Öl sanft auf die betroffenen Stellen auftragen.

Für Waschungen und Sitzbäder

Zutaten: 3 l warmes Wasser, 1 EL flüssiger Honig, 1 Tropfen Rosenöl, 2 Tropfen Deutsche Kamille

▶ Die beiden Öle gründlich mit dem Honig vermischen und diesen im warmen Wasser auflösen. 1- bis 2-mal täglich anwenden.

Weitere Maßnahmen

Wechseln Sie die Windeln häufig, und waschen Sie das Kind nach jedem Stuhlgang vorsichtig mit warmem Wasser. Trocknen Sie die Haut behutsam, aber gründlich ab. Lassen Sie möglichst viel Luft an die Haut. Achten Sie darauf, dass Windeln oder Gummihosen die Feuchtigkeit nicht stauen.

Falls es sich um ein ausgeprägtes Wundsein handelt, muss abgeklärt werden, ob eine Pilzkrankheit oder eine Allergie vorliegt. Dazu bedarf es einer ärztlichen Diagnose und einer entsprechenden Therapie.

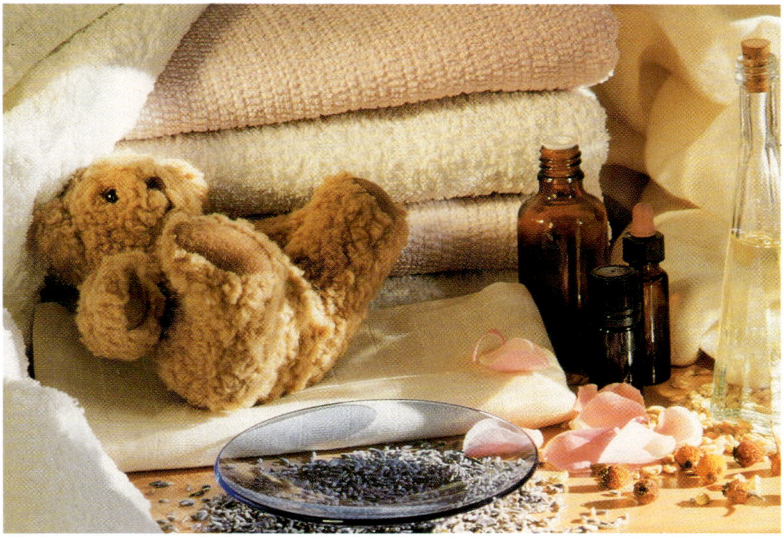

Einem wunden Babypo helfen das Hautpflegeöl mit Rose, häufiges Windelwechseln und Strampeln auch mal »unten ohne«.

Beschwerden beim Zahnen – Zahnfleischentzündungen

Für Kinder mit Zahnungsbeschwerden und Entzündungen des Zahnfleischs kann Rosenöl mit seiner entzündungshemmenden Kraft eine gute Hilfe sein.

Zahnbalsam

Zutaten: 1 Tropfen Rosenöl, 2 EL flüssiger Honig

▶ Rosenöl und Honig gut vermischen und mehrmals täglich die betroffenen Stellen sanft damit behandeln.

Tipp Statt des Honigs können Sie auch 3 Esslöffel Mandelöl nehmen. Ebenfalls ausgeprägt keimtötende Eigenschaften haben Teebaum- und Myrrheöl, letzteres wird deshalb häufig für Zahncremes und Gurgelwässer verwendet. Beide Öle sollten bei Kindern nur in sehr geringer Dosierung eingesetzt werden. Sie eignen sich gut für Mundspülungen bei etwas älteren Kindern.

Babys schlafen häufig schlecht, wenn die ersten Zähne kommen. Besonders wirksam ist hier die Gutenachtmischung für die Duftlampe wegen des beruhigenden Lavendelanteils (siehe Seite 67).

Bewährt gegen Entzündungen im Mundraum ist Gewürznelkenöl, das wegen seiner schmerzstillenden und antiseptischen Eigenschaften viel in der Zahnheilkunde verwendet wird. Man sollte es aber erst bei größeren Kindern und auf jeden Fall nur in starker Verdünnung einsetzen, weil es allergisierend und hautreizend wirken kann.

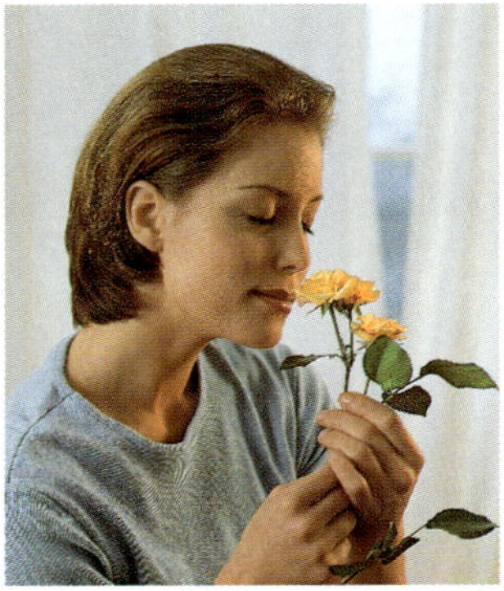

Rosenöl pflegt Körper, Geist und Seele gleichermaßen.

Gesunderhaltung und Heilung mit Rosenölen

Die ganzheitliche Sichtweise

Gesundheit ist nicht nur die Abwesenheit von Krankheit, sondern ein Zustand körperlich-seelischen Wohlbefindens. Wenn wir im Vollbesitz unserer Kräfte, Energien und Fähigkeiten sind, fühlen wir uns wohl und gesund. Gesundheit ganzheitlich betrachtet versteht den Menschen als multidimensionales Wesen, als eine Einheit von Körper, Seele und Geist. Dieser Zustand ist nichts Statisches, sondern in ständiger Veränderung, mit dem Ziel eines harmonischen Zusammenspiels. Der Körper ist der Tempel der Seele, und körperliche Symptome haben häufig einen seelisch-geistigen Hintergrund. Wird nun ausschließlich ein Symptom behandelt und nicht die Ursache, können sich keine langfristigen Erfolge für die Gesundheit einstellen. Häufig sind Schmerzen oder Unwohlsein ein Hinweis auf belastende Lebenssituationen. Beschwerden wie z. B. Magenschmerzen resultieren oft aus einem Übermaß an Stress. Körperliche Symptome fordern uns auf, unsere Lebensumstände und unsere geistige Haltung genauer zu betrachten und möglicherweise Korrekturen vorzunehmen.

»Es ist unglaublich, wie viel Kraft die Seele dem Körper zu verleihen vermag.« (Wilhelm von Humboldt, 1767–1835)

Für Wohlbefinden sorgen

Verstehen wir den Körper wirklich als Tempel der Seele, dann behandeln wir ihn mit liebevoller Aufmerksamkeit, essen das, was uns gut tut, sorgen für ausreichend Bewegung an frischer Luft und ein ausgewogenes Maß an Ruhe und Pflege. Wir achten auf die Qualität unserer Gedanken und wissen, dass wir selbst sehr viel für unsere Gesundheit tun können. Im westlichen Verständnis von Gesundheit liegt das Hauptaugenmerk auf dem Abwehren und Behandeln bereits manifester Krankheiten. In östlichen Ländern wie z. B. China wird ein Arzt dafür bezahlt, seine Patienten bei guter Gesundheit zu erhalten und sie zu lehren, wie sie gesund bleiben können. Dem Gedanken der Vorsorge wird bei uns bis jetzt noch viel zu wenig Stellenwert beigemessen. Es ist jedoch viel einfacher und kostengünstiger, die Gesundheit zu erhalten, als später schwer wiegende Erkrankungen mit aufwändigen Methoden zu behandeln.

Die Selbstheilungskräfte stärken

Gute Gesundheit ist abhängig von einem intakten Immunsystem. Es gibt viele Möglichkeiten, das körperlich-geistige Wohlbefinden zu erhalten und damit das Immunsystem zu stärken. Dazu zählen z. B. Yoga, Qi Gong, Meditation und ausgewogene sportliche Betätigung. Farben, Klänge und vor allem auch duftende Pflanzenessenzen haben auf das menschliche Wohlbefinden eine ausgesprochen harmonisierende und stärkende Wirkung. Ätherische Öle und insbesondere die Essenzen der Rose wirken auf der körperlichen Ebene ebenso wie auf der seelisch-geistigen im Sinn einer Regulierung und sind eine wunderbare Präventionsmöglichkeit. Die Rosenessenz trägt heilende Kräfte in sich und gibt gleichzeitig einen Impuls an die Selbstheilungskräfte des Körpers, indem sie dazu beiträgt, das harmonische Gleichgewicht zu erhalten bzw. wieder herzustellen.

Viele Krankheiten haben als geistiges Prinzip im Hintergrund einen Mangel an Selbstliebe. Dadurch kommt es zu Minderwertigkeitsgefühlen, unnötigem Stress, mangelndem Selbstausdruck und als Folge davon zu depressiven Verstimmungen oder aggressivem Verhalten.

Liebe heilt

Dies liegt neben der direkten körperlichen Wirkung vor allem auch an der Information, die sie uns übermittelt. Die Information einer Rose steht mit den Qualitäten von Liebe, Schönheit und Harmonie in Verbindung. Vor allem der Liebe kommt hier eine besondere Bedeutung zu. Es heißt, Liebe heile, und tatsächlich hat die Liebe für unsere Lebensqualität und vor allem auch für Genesungsprozesse eine sehr große Bedeutung. Rosenessenz wirkt außerordentlich gut auf die Psyche des Menschen und hat gleichzeitig eine antientzündliche und stärkende Wirkung auf den Körper.

Möglichkeiten und Grenzen

Rosenöle sind aufgrund ihrer umfassenden Wirkung auf Körper, Seele und Geist bei vielerlei Beschwerden einfach anzuwenden. Sie dienen zur Stärkung der Gesundheit, zur Erhaltung des seelischen Gleichgewichts und zur Selbstbehandlung bei alltäglichen Beschwerden. Bei Erkrankungen bringen Rosenöle als begleitende Maßnahme Linderung und unterstützen den Genesungsprozess. Beachten Sie jedoch bitte, dass die Selbstbehandlung Grenzen hat. Keinesfalls kann die Anwendung von Rosenölen eine fachkundige Diagnose und Behandlung durch einen Arzt oder Heilpraktiker ersetzen.

Für die aromatherapeutische Anwendung von Rosenölen ist es unabdingbar, naturbelassene Öle von einwandfrei guter Qualität zu verwenden, sonst lassen sich keine Erfolge erzielen.

Seelisch-geistige Beschwerden

Zunächst wenden wir uns dem seelisch-geistigen Bereich zu. Auf dieser Ebene haben Rosenöle eine positiv verändernde Heilkraft. Sie können präventiv eingesetzt werden und dazu beitragen, dass sich Beschwerden nicht in körperlichen Krankheiten manifestieren.

Angstzustände

Angst hat viele Gesichter, von kleinen diffusen Unsicherheiten bis zu konkreten Lebensängsten oder sogar Panikattacken. Die Symptome reichen von innerer Unruhe, Schlaflosigkeit, Herzklopfen, Reizbarkeit und übermäßiger Schweißbildung bis zu Magengeschwüren und Herzkrankheiten. Ängste entstehen durch negative Gedanken oder durch traumatische Erfahrungen, die nicht verarbeitet wurden. Sie kommen vor allem in Stress-, Überlastungs- und Konfliktsituationen zum Ausdruck. Angst bedeutet, dem Fluss des Lebens und der eigenen Kraft nicht vertrauen zu können. Das Wichtigste für einen ängstlichen Menschen ist es, sein Selbstvertrauen zurückzugewinnen, loszulassen und zu entspannen. Rosenessenz wirkt regulierend auf das Nervensystem, das Herz und den Verdauungsapparat und eignet sich sehr gut zur Linderung von Angstzuständen oder bei einer ängstlichen Grundhaltung.

Duftlampe – Rezeptur 1

Zutaten: 2 Tropfen Rosenöl, 3 Tropfen Orange, 2 Tropfen Muskatellersalbei, 2 Tropfen Zeder

▶ Alle Öle in die Wasserverdunstungsschale der Duftlampe geben.

Duftlampe – Rezeptur 2

Zutaten: 3 Tropfen Rosenöl, 3 Tropfen Rosengeranium, 2 Tropfen Mandarine, 1 Tropfen Vetiver

▶ Alle Öle in die Wasserverdunstungsschale der Duftlampe geben.

Riechfläschchen

Tragen Sie ein kleines Fläschchen reines Rosenöl bei sich, und riechen Sie bei Bedarf mehrmals täglich daran. Schließen Sie dabei für einen Moment die Augen, und atmen Sie einige Male ganz tief den Rosenduft ein. Sie können auch ein Taschentuch mit ein bis zwei Tropfen Rosenöl parfümieren und unterwegs ab und zu daran schnuppern.

Massageöl (Aufregung und Herzklopfen)

Zutaten: 50 ml Mandelöl, 3 Tropfen Rosenöl, 3 Tropfen Melisse, 4 Tropfen Lavendel

▶ Mit dem Mandelöl die ätherischen Öle gut vermischen und mit sanft kreisenden Bewegungen im Uhrzeigersinn in der Herzgegend auftragen.

Echtes Melissenöl (Melissa officinalis) ist sehr kostbar. Häufig wird es auch mit dem preiswerteren Öl des Zitronellgrases (Cymbopogon nardus) gestreckt. Dieses duftet sehr ähnlich, ohne aber die nervenberuhigende Wirkung der echten Melisse zu besitzen.

Gegen Angst wirksame ätherische Öle

- Rose
- Melisse
- Muskatellersalbei
- Lavendel (Lavandula angustifolia)
- Orange
- Neroli
- Mandarine
- Weihrauch
- Verbena (Lippia citriodora)
- Angelikawurzel
- Rosmarin
- Zeder
- Zypresse
- Vetiver

Massageöl (Stärkung des Selbstvertrauens)

Zutaten: 50 ml Macadamianussöl, 3 Tropfen Rosenöl, 1 Tropfen Angelikawurzel, 2 Tropfen Zeder (Cedrus atlanticus), 3 Tropfen Rosmarin

▶ Alle Zutaten gut vermischen und das Öl über einige Wochen hinweg täglich im Bereich des Solarplexus (Magengegend) im Uhrzeigersinn gut einmassieren, auch die Fußsohlen damit behandeln.

Angstlösendes Rosenbad

Zutaten: 3 EL Sahne, 3 Tropfen Rosenöl, 3 Tropfen Orange, 4 Tropfen Lavendel (Lavandula angustifolia)

▶ Die ätherischen Öle gut mit der Sahne verrühren und ins Badewasser laufen lassen.

Affirmation: Ich lasse los und vertraue dem Leben. Eine ruhige Kraft durchströmt mich. Alles geschieht zu meinem höchsten Wohl und in der Liebe.

Weitere Maßnahmen

Je nach Ausmaß der Ängste sollten Sie fachkundige Hilfe, z. B. durch eine Psychotherapie oder eine Atemtherapie, in Anspruch nehmen. Hilfreich sind in jedem Fall Bach-Blüten, Farbtherapie und Aromamassagen. Körperliche Aktivitäten wie Joggen, Tai Chi oder Yoga tragen zur Stabilisierung bei. Überprüfen Sie die Qualität Ihrer Gedanken. Sind diese sehr angstbesetzt, wenden Sie Methoden des positiven Denkens mit Affirmationen an.

Depressive Verstimmungen

Depressive Verstimmungen sind heutzutage ein sehr weit verbreitetes Phänomen und äußern sich meist in einer niedergeschlagenen und lustlosen Stimmung, verbunden mit einem Mangel an Energie.

Auch Unruhe, Reizbarkeit, Ängste und Schlafstörungen können dabei auftreten. Die Ursachen für depressive Verstimmungen sind mannigfaltig, es können beispielsweise schwierige Lebenssituationen oder nicht verarbeitete Trauerprozesse sein. Auch Lichtmangel in einem lang andauernden Winter kann als Auslöser infrage kommen.

Menschen mit einer negativen Grundeinstellung dem Leben gegenüber leiden häufiger unter diesen Gemütsstimmungen. Werden Gefühle in einem Übermaß zurückgehalten oder wird die eigene kreative

Energie nicht ausgedrückt, sondern unterbunden, so kommt es langfristig zu einer depressiven Grundhaltung. Rosenessenz ist eines der besten Aromaöle bei seelischen Tiefs und kann sehr gut mit anderen antidepressiven Essenzen wie z. B. Neroli, Bergamotte, Davana, Jasmin, Johanniskraut (destilliert) oder Lavendel kombiniert werden.

Duftlampe – Rezeptur 1 (aufhellend, anregend)

Zutaten: 3 Tropfen türkisches Rosenöl, 2 Tropfen Bergamotte, 2 Tropfen Mandarine

▶ Alle Öle in die Verdunstungsschale der Duftlampe geben.

Duftlampe – Rezeptur 2 (erhellend, harmonisierend)

Zutaten: 2 Tropfen Rosenöl, 2 Tropfen Melisse, 3 Tropfen Lavendel

Rosenbad zum Auftanken

Zutaten: 3–4 EL Sahne, 3 Tropfen Rosenöl, 3 Tropfen Orange, 2 Tropfen Davana, 3 Tropfen Palmarosa

▶ Alle Öle gut mit der Sahne vermischen und ins warme Badewasser laufen lassen.

▶ Erlauben Sie sich mit diesem entspannenden Rosenbad, alle Sorgen und Kümmernisse hinter sich zu lassen.

Stabilisierendes Rosenparfümöl

Zutaten: 10 ml Jojobaöl, 3 Tropfen Rosenöl, 3 Tropfen Neroli, 2 Tropfen Johanniskraut (destilliert), 2 Tropfen Zedernholz (Cedrus atlantica)

▶ In das Jojobaöl die ätherischen Öle träufeln und gut verschütteln.

▶ Von diesem wirksamen Parfümöl mehrmals täglich einige Tropfen leicht im Stirn-, Herz- und Magenbereich einmassieren.

Massageöl (aufbauend, steigert das Selbstwertgefühl)

Zutaten: 50 ml Macadamianussöl, 2 Tropfen Rosenessenz, 2 Tropfen Jasminabsolue, 1 Tropfen Davana, 2 Tropfen Johanniskraut (destilliert), 4 Tropfen Linaloeholz

▶ Die Öle vermischen und zur sanften Körpermassage verwenden.

Johanniskraut (Hypericum perforatum) wird als Pflanzenextrakt in der Phytotherapie bei Depressionen häufig eingesetzt. Durch Destillation gewonnenes ätherisches Johanniskrautöl hat ebenfalls sehr gute antidepressive und angstlösende Wirkungen. Nicht zu verwechseln ist es mit dem so genannten Rotöl, einem Kaltauszug aus den Blüten des Johanniskrauts in Olivenöl, das ebenfalls unter dem Namen »Johanniskrautöl« erhältlich ist.

Nervosität und Stress

Nervöse Beschwerden sind in unserer leistungsorientierten Gesellschaft von heute sehr weit verbreitet. Sie äußern sich in Symptomen wie Ruhelosigkeit, Unkonzentriertheit, Schlaflosigkeit, Herz- und Magenbeschwerden bis hin zum Burnout-Syndrom, der vollkommenen Erschöpfung. Die Ursachen sind in ständiger Reizüberflutung, Lärmbelastung, Druck am Arbeitsplatz und Ängsten zu suchen.

Bei nervösen Beschwerden ebenfalls wirksam sind z. B. die Essenzen von Ylang-Ylang, Lavendel, Geranium und Linaloeholz.

Manche Menschen machen sich ihren Stress selbst, indem sie sich überfordern und ihre Ziele zu ehrgeizig verfolgen. Für stressgeplagte Menschen ist es wichtig, die eigenen Grenzen einschätzen und erkennen zu lernen.

Es ist nicht möglich, ständig auf Hochtouren große Leistungen zu erbringen, ohne erholsame Ruhephasen einzulegen und für Entspannung zu sorgen.

Falls Sie unermüdlich durchs Leben hasten, gönnen Sie sich kurze schöpferische Pausen, indem Sie innehalten und die kleinen Freuden des Lebens wieder wahrnehmen. Genießen Sie den Duft einer Blume oder das Lächeln eines Mitmenschen.

Erlauben Sie sich, das Leben zu genießen – mit einem entspannenden Rosenbad oder einer angenehmen Massage.

Ein entspannendes Massageöl lässt sich auch mit folgenden Zutaten bereiten: 50 Milliliter Mandelöl, 2 Tropfen Rosenessenz, 2 Tropfen Palmarosa, 4 Tropfen Sandelholz, 3 Tropfen Mandarine.

Antistressbad

Zutaten: 3 EL Sahne, 2 Tropfen Rosenöl, 2 Tropfen Rosengeranium, 2 Tropfen Ylang-Ylang, 2 Tropfen Bergamotte

▶ Alle ätherischen Öle gut mit der Sahne vermischen und ins warme Badewasser laufen lassen.

▶ Einen anstrengenden Tag mit diesem Bad beenden.

Massageöl (für einen guten Schlaf)

Zutaten: 2 EL Macadamianussöl, 1 Tropfen Rosenessenz, 1 Tropfen Melisse, 2 Tropfen Lavendel

▶ Alle Zutaten in einem Schälchen gut mischen.

▶ Hals und Nacken, den gesamten Bauchbereich und vor allem die Füße mit diesem Öl massieren.

Seelischer Schock und Trauer

Ein seelischer Schock wird meist ausgelöst durch ein tief greifendes Ereignis, welches die Psyche zunächst nicht verkraftet. Dies kann ein Unfall sein, der Verlust einer geliebten Person durch Trennung oder Tod, eine plötzliche Kündigung oder eine Naturkatastrophe.
Die Reaktionen auf den Schock sind unterschiedlich, es können tiefe innere Unruhezustände und Ängste auftreten, Verwirrung, Panik oder ein Nichtwahrhabenwollen, was sich häufig in einem apathischen Verhalten ausdrückt.
Fast jeder Mensch erlebt im Lauf seines Lebens seelische Traumen, die er nicht so leicht verarbeiten kann. Es ist wichtig, den Schock aus dem Energiesystem zu lösen, damit er keine langfristigen Auswirkungen hat. Ein Mensch im Schockzustand braucht Zuwendung und Zuspruch. Bei tiefen seelischen Krisen und in der Trauerarbeit ist Rosenöl neben Neroliblüte das beste aromatherapeutische Mittel.

Die Notfalltropfen aus der Bach-Blütentherapie sind ein bewährtes Schockmittel. Als erste Hilfe geben Sie davon 2 Tropfen in ein Wasserglas oder direkt auf die Zunge.

Erste-Hilfe-Riechfläschchen

- Im Akutfall nehmen Sie ein Fläschchen ätherisches Rosenöl, atmen tief durch und riechen mehrmals ganz bewusst daran.
- Tupfen Sie sich ein Tröpfchen auf Schläfen und Puls, bis Sie wieder ruhiger werden.

Schocköl

Zutaten: 50 ml Jojobaöl, 5 Tropfen Rose, 5 Tropfen Neroli, 3 Tropfen Olibanum

- Die ätherischen Öle in das Jojobaöl träufeln und gut verschütteln.
- Dieses Öl über einen längeren Zeitraum hinweg täglich im Bereich von Herz, Solarplexus und an den Schläfen auftragen.
- Vor dem Einschlafen die Füße damit massieren.

Für die Duftlampe

Zutaten: 3 Tropfen Rosenöl, 3 Tropfen Neroli

- Die Öle auf den Stein einer elektrischen Duftlampe geben und diese über Nacht in Betrieb lassen.

Die Stärkung des Immunsystems

Sport, Spaziergänge und Tanzen helfen, angestaute Spannungen abzubauen. Meditation und die chinesische Heilgymnastik Qi Gong wirken harmonisierend und zentrierend auf Körper und Geist. Regelmäßige Aromamassagen bringen tiefe Entspannung und Regeneration.

Ein intaktes Immunsystem ist die Voraussetzung für unsere Gesundheit. Das Immunsystem schützt den Körper vor schädigenden Einflüssen. Es gibt viele Faktoren, die eine direkte Schwächung des körpereigenen Abwehrsystems hervorrufen.

Umweltbelastungen

- Gifte und Schadstoffe aller Art wie z. B. Abgase, Ozon, Radioaktivität, Chemikalien und Pestizide
- Geopathische Belastungen (z. B. Wasseradern, Erdstrahlen, Elektrosmog)

Soziale Faktoren

- Stressbelastung am Arbeitsplatz
- Schwierige Wohnsituation
- Intensive Computerarbeit und übermäßiger Fernsehkonsum

Ernährung und Genussmittel

- Falsche Essgewohnheiten (zu viel, zu fett, zu süß, zu salzig, ohne ausreichende Mengen an Vital- und Ballaststoffen)
- Übermäßiger Konsum von Alkohol, Zigaretten oder Kaffee

Biologische Faktoren

- Infektionen durch Viren, Pilze, Bakterien
- Eine genetische Veranlagung für bestimmte Krankheiten

Psychische Aspekte

- Seelisch-geistige Konflikte mit sich selbst oder der Umwelt
- Negative Lebenseinstellungen

Das Immunsystem ist all diesen Einflüssen ständig ausgesetzt. Bei einer Dauerbelastung durch einen oder mehrere Faktoren kommt es zur Schwächung des Systems und zu Krankheitssymptomen. Dies kann sich in häufigen Infektionen, in Allergien, chronischen und Krebserkrankungen äußern. Eine harmonische und positive Lebenseinstellung ist die Grundvoraussetzung für unsere Gesundheit. Gefühle wie Angst, Stress und Niedergeschlagenheit lösen im Gehirn Signale aus, es kommt zu einer Ausschüttung von Botenstoffen, die das Immunsystem negativ beeinflussen.

Wie Rosen hier helfen können

Viele Aromaöle und speziell das Rosenöl haben eine stärkende Wirkung auf das Immunsystem. Die Rosenessenz verfügt über gute keimtötende Eigenschaften und befreit das Immunsystem von schwächenden Einflüssen wie Alltagsstress, negativem Denken und seelischen Konflikten. Neben der Rose wirken beispielsweise Lavendel, Olibanum und Teebaum besonders positiv auf das Immunsystem.

Massageöl (abwehrstärkend)

Zutaten: 50 ml Jojobaöl, 4 Tropfen Rosenöl, 4 Tropfen Lavendel, 2 Tropfen Olibanum (Weihrauch)

▶ In das Jojobaöl die ätherischen Öle träufeln und gut verschütteln.

▶ Täglich die Punkte über der Thymusdrüse damit massieren.

Die Thymusdrüse befindet sich etwa in der Mitte des Oberkörpers hinter dem Brustbein. Sie gehört zum lymphatischen System und ist besonders im Kindesalter wichtig für die Entwicklung des Immunsystems, das Körperwachstum und den Knochenstoffwechsel.

Für die Duftlampe

Zutaten: 2 Tropfen Rosenöl, 3 Tropfen Zitrone

▶ Beide Öle in die Verdunstungsschale der Duftlampe geben.

▶ Zitrone reinigt und desinfiziert die Raumluft besonders gut.

Bad zur allgemeinen Stärkung

Zutaten: 3–4 EL Sahne, 3 Tropfen Rosenöl, 3 Tropfen Myrte, 3 Tropfen Angelikawurzel

▶ Mit der Sahne die ätherischen Öle gut vermischen und ins warme Badewasser laufen lassen.

▶ 1-mal wöchentlich damit baden.

Fußbad (bei aufkommender Erkältung)

Zutaten: 200 g Meersalz, 3 Tropfen Rosenöl, 2 Tropfen Angelikawurzel, 3 Tropfen Zitrone, 3 Tropfen Teebaumöl

▶ Das Salz in ein Glas geben, mit den ätherischen Ölen beträufeln und gut mischen.

▶ Eine Fußwanne mit angenehm warmem Wasser füllen und das Badesalz darin lösen.

▶ Nach dem Fußbad etwas ausruhen.

Frauenbeschwerden

Prämenstruelles Syndrom (PMS)

Ungefähr drei bis zehn Tage vor dem Einsetzen der Menstruation leiden viele Frauen und Mädchen unter Reizbarkeit, starken Stimmungsschwankungen und der Neigung zum Weinen. Häufig zeigen sich auch körperliche Symptome wie Müdigkeit, Abgeschlagenheit, Hautunreinheiten, Spannungsgefühle in den Brüsten, Wasseransammlungen und Kopfschmerzen. Ursache sind die hormonellen Veränderungen in dieser Phase des Zyklus. Zwischen der hormonellen Situation und dem emotionalen Gleichgewicht besteht eine Wechselwirkung. Frauen, die psychisch stabil sind und eine gute Gesundheit haben, leiden weniger unter solchen Symptomen.
Rosenöl ist wegen seiner harmonisierenden Wirkung auf Psyche und auf weibliche Fortpflanzungsorgane eines der wichtigsten ätherischen Öle zur Linderung dieser Beschwerden.

Und noch ein Bad: Mischen Sie 3 Esslöffel Sahne mit 3 Tropfen Rosenöl, 1 Tropfen Mimose, 3 Tropfen Muskatellersalbei und 2 Tropfen Grapefruit. Die Duftsahne ins Badewasser laufen lassen und die Krise vertreiben.

Rosenduft 1 (besänftigend bei Reizbarkeit)
Zutaten: 2 Tropfen Rosenöl, 1 Tropfen Ylang-Ylang, 3 Tropfen Mandarine, 2 Tropfen Vanille
▶ Alle Öle in die Verdunstungsschale der Duftlampe geben.

Rosenduft 2 (stärkend bei extremer Sensibilität)
Zutaten: 2 Tropfen Rosenöl, 1 Tropfen Jasmin, 3 Tropfen Zedernholzöl, 2 Tropfen Bergamotte

Massageöl (harmonisierend)
Zutaten: 50 ml Mandelöl, 3 Tropfen Rosenöl, 2 Tropfen Rosengeranium, 3 Tropfen Muskatellersalbei, 3 Tropfen Wacholder
▶ Alle Zutaten gut miteinander mischen.
▶ Den Bauch, den unteren Teil des Rückens, das Gesäß und die Oberschenkel damit massieren. Etwa 1 Woche vor Einsetzen der Menstruation damit beginnen.

Menstruationsschmerzen (Dysmenorrhö)

Vor dem Einsetzen oder während der Menses haben manche Frauen ziehende bis krampfartige Schmerzen im Unterleib und im Lendenwirbelbereich, die sehr unangenehm sein können.
Die Schmerzen werden durch krampfartige Bewegungen der Gebärmutter hervorgerufen und sind zu Beginn der Blutung am stärksten. Starke Menstruationsbeschwerden haben häufig seelische Aspekte. Möglicherweise wird die eigene Weiblichkeit abgelehnt, oder es besteht ein unerfüllter Kinderwunsch. Stress und Hektik wirken meist als Verstärker.
Rosenöl ist wegen seiner beruhigenden, krampflösenden und schmerzstillenden Eigenschaften ein wunderbares Mittel gegen Krämpfe und sonstige Beschwerden im Zusammenhang mit der Menstruation. Entspannende Massagen oder Kompressen im Bauchbereich und im unteren Rücken bringen meist sehr rasch eine Schmerzlinderung oder -lösung. Für diesen Zweck kann Rosenöl sehr gut ergänzt werden durch die krampflösenden Essenzen von Muskatellersalbei, Lavendel oder Römischer Kamille.

Achten Sie in diesen Tagen besonders auf Ihre Ernährung. Nehmen Sie reichlich frisches Gemüse, Salat, Obst sowie Reis zu sich. Meiden Sie Süßigkeiten, Kaffee und Alkohol.

Massageöl (entspannend bei Bauchkrämpfen)

Zutaten: 50 ml Macadamianussöl, 3 Tropfen Rosenöl, 4 Tropfen Muskatellersalbei, 3 Tropfen Lavendel

▶ Das Macadamianussöl leicht anwärmen, die ätherischen Öle dazugeben und das Ganze mischen.

▶ Den Unterleib und die untere Rückenpartie sanft massieren. Bei Bedarf wiederholen.

Beruhigende Rosenkompresse

Zutaten: 1 l warmes Wasser, 1 Tropfen Rosenöl, 2 Tropfen Rosengeranium, 2 Tropfen Muskatellersalbei

▶ Das Wasser in eine Schüssel füllen und die Öle untermischen.

▶ Ein Baumwolltuch damit tränken, auswringen und auf den Unterbauch legen. Mit einem trockenen Handtuch bedecken.

▶ Sobald die Kompresse abkühlt, entfernen. Bei Bedarf wiederholen.

Beschwerden in der Menopause (Wechseljahre)

Der Beginn der Menopause ist für Frauen eine Phase der Veränderung. Häufig bringt sie viele körperliche und psychische Beschwerden mit sich. Die Veränderungen im Hormonhaushalt bewirken Hitzewallungen und Schweißausbrüche. Gleichzeitig kommt es zu Reizbarkeits- und Nervositätszuständen, zu Schlafstörungen bis hin zu Ängsten und depressiven Verstimmungen. Das Ausmaß der psychovegetativen Beschwerden hängt davon ab, ob die Frau bereit ist, diesen Wechsel in ihrem Leben zu akzeptieren. Ist die Angst vor dem Älterwerden groß, zeigen sich die emotionalen Tiefs stärker ausgeprägt. Rosenöle vermitteln das Gefühl von Weiblichkeit und wirken erhellend auf die Stimmung. Sie unterstützen den Prozess des Annehmens und sind daher eine gute Unterstützung bei all diesen Symptomen.

In der Phytotherapie ist der Extrakt der Traubensilberkerze (Cimifuga) ein bewährtes Mittel für klimakterische Beschwerden. Lassen Sie sich von einem naturheilkundlich orientierten Arzt oder Heilpraktiker beraten.

Raumduft 1 (ausgleichend, aufhellend)

Zutaten: 2 Tropfen Rosenöl, 1 Tropfen Jasmin, 3 Tropfen Bergamotte

▶ Alle Zutaten in die Verdunstungsschale der Duftlampe geben.

Raumduft 2 (stabilisierend)

Zutaten: 2 Tropfen Rosenöl, 2 Tropfen Zedernholz, 1 Tropfen Kardamom, 1 Tropfen Koriander

Körperöl zum Verwöhnen

Zutaten: 50 ml Jojobaöl, 50 ml Mandelöl, 2 Tropfen Rosenöl, 1 Tropfen Magnolienblüte, 3 Tropfen Linaloeholz, 2 Tropfen Sandelholz

▶ Alle Zutaten gut miteinander mischen. Das Öl täglich verwenden.

Feines Rosenparfüm

Zutaten: 10 ml Jojobaöl, 3 Tropfen Rosenabsolue, 2 Tropfen Tuberose, 2 Tropfen Rosengeranium, 3 Tropfen Sandelholz, 1 Tropfen Patschuli

▶ Alle Zutaten mischen und das Parfüm 4 Wochen reifen lassen.

▶ Mehrmals täglich 2 bis 3 Tropfen dieses wundervollen Blütendufts auf den Puls geben.

Haut und Schleimhäute

Hautentzündung (Dermatitis)

Eine Entzündung der Haut zeigt sich in Rötungen, manchmal in Schwellungen, Schmerzen oder Jucken.
Zu den entzündlichen Hautbeschwerden zählen Hautausschläge, Hautreizungen bis hin zu Ekzemen und Hauterkrankungen wie Psoriasis (Schuppenflechte) und Neurodermitis. Als Ursachen dafür kommen Infektionen, Allergien, Stress und Nervosität infrage. Es besteht ein enger Zusammenhang zwischen dem Zustand der Haut und dem seelischen Wohlbefinden. Häufig verstärken seelische Konflikte die Hautsymptome oder sind Auslöser dafür. Für eine erfolgreiche Behandlung müssen in jedem Fall die Ursachen abgeklärt werden. Rosenöle haben bei diesen Beschwerden durch ihre Wirkung auf die Haut (antientzündlich und schmerzstillend) und die Psyche (beruhigend) gleichermaßen einen heilenden und lindernden Effekt. Die ätherischen Öle von Immortelle, Kamille blau, Lavendel fein und Manuka eignen sich ebenfalls zur Behandlung entzündeter Haut.

Sehr mild und hautberuhigend wirken auch Kompressen mit Hamameliswasser, das sich gut zur Pflege von unreiner Haut mit entzündeten Pickeln eignet. Es enthält antiseptisch wirkende Extrakte aus dem Zaubernuss genannten Zierstrauch.

Kühlende Kompresse

Zutat: 200 ml Rosenwasser

▶ Ein sauberes Baumwolltüchlein oder ein Wattepad mit dem Rosenwasser tränken und auf die betroffene Stelle legen.

▶ Die Behandlung nach 10 Minuten mit einem frischen Tuch bzw. einem neuen Pad wiederholen.

Duftbad (beruhigend bei Hautjucken)

Zutaten: 200 ml Molke, 4 Tropfen Rosenöl, 4 Tropfen Patschuli

▶ Alles miteinander mischen und im warmen Badewasser verteilen.

Hautöl (pflegend bei Hautjucken)

Zutaten: 50 ml Hanföl, 3 Tropfen Rosenöl, 3 Tropfen Immortelle

▶ Alles gut mischen und sanft auf die betroffenen Stellen auftragen.

Verträgt Ihre Haut die ätherischen Öle?

▶ Bei der Neigung zu allergischen Reaktionen ist es angebracht, die ätherischen Öle auf ihre Verträglichkeit hin zu testen.

▶ Vor dem Auftragen einer selbst hergestellten Ölmischung auf größere Hautflächen 1 bis 2 Tropfen davon auf einer kleinen Stelle in der Armbeuge verreiben.

▶ Zeigt sich nach 8 Stunden keine Rötung, ist das Öl verträglich.

▶ Auf reines, natürliches Rosenöl sind bisher keine allergischen Reaktionen bekannt geworden.

▶ Rosenöl gilt als das ätherische Öl mit den geringsten toxischen Eigenschaften.

Bei empfindlicher Haut sollten Sie folgende ätherische Öle meiden oder äußerst sparsam dosieren: alle Zitrusöle, viele Gewürzöle wie Anis, Basilikum, Fenchel, Gewürznelke, Lemongras, Verbena, Thymian und Zimt sowie Weißtanne und Tannenzapfen.

Hautöl (antientzündlich)

Zutaten: 25 ml Weizenkeimöl, 25 ml Mandelöl, 4 Tropfen Rosenöl, 3 Tropfen Kamille blau, 4 Tropfen Lavendel

▶ Alle Zutaten gut mischen und sanft auf die Haut auftragen.

Weitere Maßnahmen

Versuchen Sie, die tieferen Ursachen Ihrer Hautprobleme zu ergründen. Entschlacken Sie mit Rohkost, und trinken Sie Blutreinigungstees zum Entgiften. Häufig ist auch eine Darmreinigungskur oder eine Ausleitung von Giftstoffen sehr hilfreich.

Lippenherpes (Herpes labialis)

Eine Infektion mit Herpes labialis zeigt sich durch brennende, juckenden Bläschen, die in der Regel an den Lippen auftreten. Verursacht wird diese Hauterkrankung durch das Herpes-simplex-Virus Typ 1. Diese Viren tragen viele Menschen im Organismus, ohne irgendwelche Symptome zu entwickeln.

Als Auslöser für einen akuten Ausbruch des Herpes mit Beschwerden gelten ein geschwächtes Immunsystem, zu starke Sonnenbestrahlung, Erkältungen oder das prämenstruelle Syndrom. In der akuten Phase ist das Herpesvirus äußerst ansteckend. Da Rosenöl sehr gut hautverträglich ist und zudem eine starke antivirale Wirkung aufweist, wird es zur Behandlung der Bläschen erfolgreich eingesetzt. In jedem Fall sollte zusätzlich zu dieser äußerlichen Behandlung den möglichen Ursachen auf den Grund gegangen werden. Taucht Herpes immer wieder auf, sollten Sie ärztliche oder naturheilkundliche Hilfe in Anspruch nehmen. Schwer wiegende Erkrankungen müssen ausgeschlossen und das Immunsystem gestärkt werden.

Etwas kostengünstiger und bei Herpesbläschen ebenfalls sehr gut wirksam ist folgende Mischung: 5 Milliliter Jojobaöl, 10 Tropfen Teebaumöl, 5 Tropfen Rosenöl und 3 Tropfen Melissenöl.

Rosenöl pur

Bei Herpes ist es ausnahmsweise angezeigt, das Rosenöl unverdünnt anzuwenden.

▶ Etwas Rosenöl auf ein Wattestäbchen geben und die betroffene Stelle damit betupfen.

▶ Mit der Behandlung beginnen, sobald die ersten Symptome spürbar sind, bis zum Abklingen der Beschwerden 3-mal täglich auftragen.

Rosen-Melissen-Mischung

Zutaten: Melissenöl, Rosenöl

▶ Beide Öle zu gleichen Teilen mischen. Die Herpesbläschen wie beschrieben behandeln.

▶ Melissenöl hat ebenfalls sehr gute antivirale Eigenschaften.

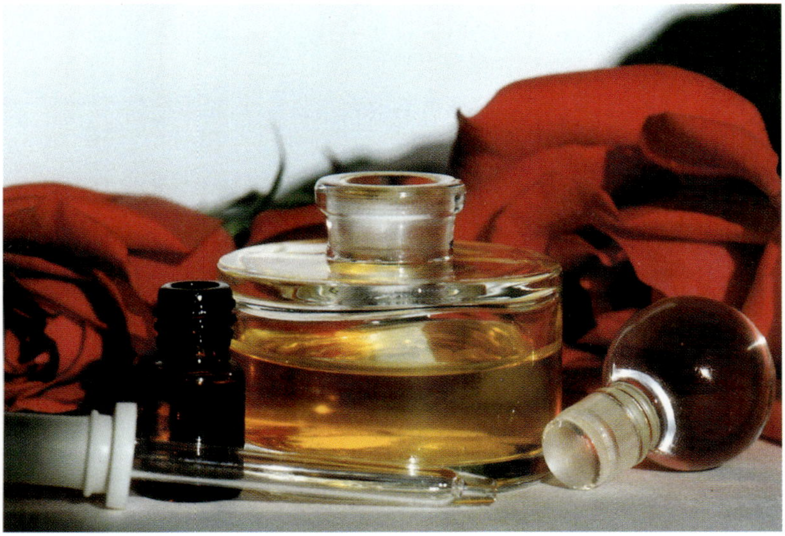

Entzündete Haut neigt zu Trockenheit und Juckreiz. Hautöl mit Rose macht sie wieder geschmeidiger und unterstützt sanft den Heilungsprozess.

Behandlung von Narben

Nach dem Abheilen größerer Wunden bleibt meistens eine Narbe zurück. Vor allem nach operativen Eingriffen oder Unfällen ist dies häufig der Fall. Größere Narben sind nicht nur unschön, sondern bilden auch ein Störfeld für die Energieversorgung des unter der Narbe liegenden Gewebes.

Rosenöl regt die Regeneration der Hautzellen an und eignet sich zur Entstörung von Narben. Vor allem in Verbindung mit Hagebuttenkernöl können damit sehr gute Erfolge erzielt werden. Das Gewebe regeneriert sich, es wird weicher und elastischer.

Eine Narbenbildung kann gemildert oder verhindert werden, wenn die Wunde bereits beim Abheilen behandelt wird. In diesem Sinn ergänzende bzw. ähnliche Eigenschaften haben die ätherischen Öle von Neroli, Rosengeranium, Myrrhe, Narde und Olibanum.

Die indische Narde gehört zu den Baldriangewächsen und liefert ein herb bitter, erdig riechendes braunes Öl. Es wirkt regenerierend auf die Haut und beruhigend auf das Nervensystem.

Pflegeöl (für abheilende Wunden)

Zutaten: 25 ml Hagebuttenkernöl, 25 ml Weizenkeimöl, 4 Tropfen Rosenöl, 2 Tropfen Olibanum, 4 Tropfen Lavendel

▶ Alle Zutaten gut mischen und 2- bis 3-mal täglich auf die Wunde auftragen.

▶ Sie muss bereits gut geschlossen sein und sich im Prozess des Abheilens befinden.

Pflegeöl (für Narbengewebe)

Zutaten: 50 ml Hagebuttenkernöl, 5 Tropfen Rosenöl, 4 Tropfen Neroli, 3 Tropfen Myrrhe, 5 Tropfen Narde

▶ Alles Öle gut miteinander vermischen, auf das Narbengewebe auftragen und sanft einmassieren.

▶ Ebenfalls 2- bis 3-mal täglich anwenden.

Ergänzende Maßnahmen

Größere Narben müssen möglicherweise mit Hilfe von Neuraltherapien von Ihrem Arzt oder Heilpraktiker entstört werden. Bitten Sie diesbezüglich um eine Beratung.

Mund- und Zahnfleischentzündungen

Eine Entzündung des Zahnfleischs tritt meist als Folge unzureichender Mundhygiene oder einer schlechten Abwehrlage auf. Bei Stress oder Erschöpfungszuständen können sich außerdem Aphthen bilden. Diese etwa linsengroßen, weißen bis gelblichen Bläschen in der Mundschleimhaut werden u. a. durch Viren hervorgerufen. Sie können sehr schmerzhaft sein, vor allem der Kontakt mit Süßem ist unangenehm. Oft heilen sie recht langsam ab.

Gurgellösung mit Rosenwasser

Zutaten: 3 TL Essig, 3 TL Rosenwasser

▶ Beides miteinander mischen und mehrmals täglich mit der Lösung gurgeln und den Mund ausspülen.

Schmerzlindernd und antiseptisch wirken bei Aphthen auch Mundspülungen mit Teebaumöl. Geben Sie dafür 1 Tropfen Teebaumöl in 1/2 Glas Wasser. Mehrmals täglich, besonders nach den Mahlzeiten, den Mund damit ausspülen, aber nicht schlucken.

Rosen-Propolis-Tropfen

Zutaten: 10 ml Propolistinktur, 4 Tropfen Rosenöl

▶ Beides miteinander mischen und gut schütteln.

▶ Zur Pflege des Zahnfleischs und der Mundhöhle 5 bis 20 Tropfen in 1/2 Glas lauwarmes Wasser geben und täglich damit gurgeln.

▶ Bei Zahnfleischentzündungen die Rosen-Propolis-Tropfen mehrmals täglich mit dem Finger in das Zahnfleisch einmassieren.

▶ Bei Aphthen einige Tropfen der Tinktur auf ein Wattestäbchen geben und die entzündeten Stellen mehrmals täglich betupfen.

Tipp Propolistinktur ist als alkoholische Lösung mit etwa 20 Prozent Propolistrockenextrakt in Apotheken erhältlich.

Ergänzende Maßnahmen

Eine gute Zahn- und Mundhygiene ist die beste Voraussetzung für gesundes Zahnfleisch. Verwenden Sie zusätzlich zur Zahnbürste regelmäßig ungewachste Zahnseide, um die Zahnzwischenräume zu reinigen. Eine Mundduche ist angenehm in der Anwendung und ebenfalls sehr hilfreich.

Stärken Sie zusätzlich Ihre Gesamtkonstitution durch gesunde Ernährung und ausreichende körperliche Betätigung.

Rosen zur spirituellen Lebensbereicherung

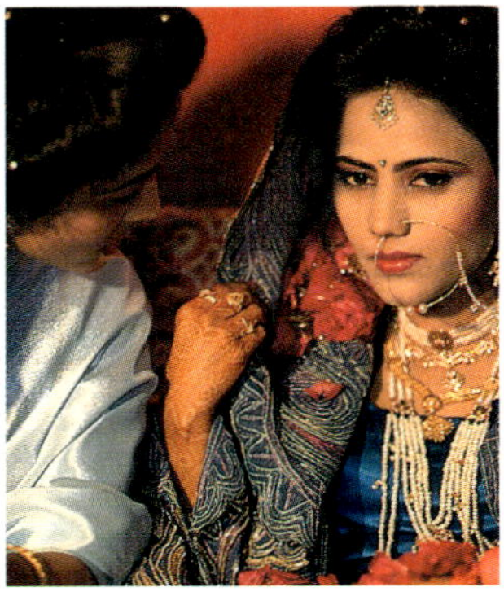

In vielen Kulturen sind Rosen sehr symbolträchtige Lebensbegleiter.

Amerikanischen Studien zufolge haben Entspannungstechniken wie Yoga und Meditation einen sehr positiven Einfluss auf unsere Gesundheit: Sie stärken das Immunsystem, indem sie nachweislich die Produktion von Abwehrzellen steigern.

Innere Stille – Meditation

»Am Wegesrand steht eine Rose. Welch schöne Rose. Wir stellen es fest und gehen weiter. Immer gehen wir weiter. Wir haben verlernt zu verweilen. Doch nur im horchenden Verweilen kann uns das Zeitlose in der Zeit, das Wesen begegnen, das in uns jenseits der Rose und aller Dinge ist.« (Prof. Karlfried Graf von Dürckheim)
Die Lebensweise in der heutigen, westlichen Welt ist vorwiegend konsum-, leistungs- und zielorientiert mit einem Übermaß an Hektik und Stress. Viele Menschen sind latent unzufrieden, sie vermissen den Sinn in ihrem Leben, die Zahl der psychosomatischen Erkrankungen ist hoch. Unser seelisch-geistiges Wohlbefinden hängt in erheblichem Maß von unserer Fähigkeit ab, ausreichend Zeit zu Ruhe, Muße und geistiger Entwicklung zu finden.

Frieden und Harmonie

In den Kulturen des Fernen Ostens ist die heilende Kraft der inneren Stille seit Jahrtausenden bekannt und wird dort ernsthaft praktiziert. Viele verschiedene Meditationsformen haben mittlerweile auch im Westen Anklang gefunden. Meditation, Kontemplation oder Gebet helfen uns, inneren Frieden und Harmonie zu finden. Dabei können sich die stillen Räume der inneren Kräfte nicht nur durch langes Sitzen in Lotusposition öffnen, sondern auch durch das wache, bewusste Präsentsein in jedem Moment. Aber dieses Innehalten im Getriebe muss oft erst wieder erlernt werden. Um es mit den Worten des französischen Dichters René Char auszudrücken: »Kannst du einen Augenblick verweilen, erfährst du die Ewigkeit.«

Die königlichen Öle

Ätherisches Rosenöl ist eine wunderschöne Duftbegleitung für Zeiten der geistigen Sammlung und meditativen Praxis. Es reinigt nicht nur den physischen Körper, sondern auch die Emotionen, es öffnet für die Herzensliebe und erhebt den geistigen Körper.

Sehr gut kombinieren lässt sich der Duft von Rosenöl für spirituelles Arbeiten mit dem mystischen Duft von Agarholz (Aquilaria agallocha). Agarholz gilt in der Tradition der Sufi ebenso wie im japanischen Zen-Buddhismus als spirituelles Öl, welches innere Transformationsprozesse anregt.

Die ätherischen Öle von Sandelholz, Myrrhe, Narde und Olibanum gehören ebenso wie die Rose zu den königlichen Ölen. Diese Öle sind in ihrem Duft balsamisch weich bis streng und eine wunderschöne Ergänzung zu dem vollen, süßen Blütenduft der Rose. Sie wirken klärend und reinigend auf den Geist und unterstützen die Konzentration auf das Wesentliche.

Elemiöl wird aus dem Harz einer tropischen Baumart gewonnen. Es duftet frisch-waldig mit Zitrusakzenten und gilt als besonders geeignet zur inneren Sammlung und Meditation.

Meditationsdüfte

In Zeiten der Stille und inneren Achtsamkeit verfeinert sich unsere Sinneswahrnehmung. Ohne Ablenkung nehmen wir Düfte und Klänge intensiver wahr, und diese zeigen eine stärkere Wirkung auf der geistigen Ebene. Geben Sie die Düfte nach den nachfolgenden Rezepten vor der Meditation oder dem geistigen Arbeiten in die gereinigte Schale der Aromalampe.

Open heart – für eine morgendliche Meditation
Zutaten: 3 Tropfen Rosenöl, 2 Tropfen Narde, 1 Tropfen Elemi

Silence – zur Klärung des Geistes am Abend
Zutaten: 3 Tropfen Rosenöl, 2 Tropfen Olibanum, 1 Tropfen Myrrhe

Buddha-Nature – für eine Meditation der Versenkung
Zutaten: 3 Tropfen Rosenöl, 3 Tropfen Agarholz

Die Rose – traditionsreiches Sinnbild für Harmonie, Kraft der Entfaltung, Schönheit und Vollkommenheit.

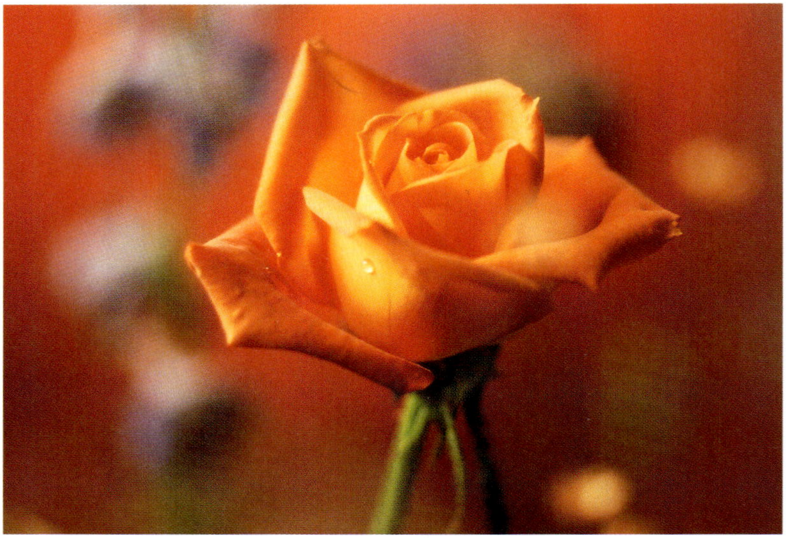

Die Liebe im Herzen

Meditationsübungen sind seit über 2500 Jahren bekannt und setzen eng verbundene körperliche und geistig-seelische Prozesse in Gang. Die Gehirnströme verlaufen während konzentrierter Versenkung in ruhigerem Rhythmus, und das Gleichgewicht der beiden Hirnhemisphären wird unterstützt.

In vielen religiösen Traditionen gilt ein liebendes Herz als Weg zu einer höheren geistigen Entwicklung. Betrachtet man das Herz nicht nur als physisches Organ, sondern als Energiezentrum, so hat es die wichtige Aufgabe der Transformation leidvoller Energien und Erfahrungen in Licht, Liebe und Freude. Kein anderes ätherisches Öl hat so sehr wie die Rose die Kraft, unser Herz für Liebe und Mitgefühl, uns selbst und anderen Menschen gegenüber, zu öffnen. Rosenöl unterstützt das Loslassen von negativen Emotionen wie Hass, Ärger und Neid und hilft, die Qualitäten von Verständnis, Güte und Harmonie zu entwickeln.

Aber auch die äußere Gestalt der Rosenblüte unterstützt diese Assoziationen der Hinwendung zu anderen und lohnt eine stille, meditative Betrachtung. Kaum eine Blume hat die sinnbildliche Kraft der Rosenknospe, die sich in vollendeter Harmonie den äußeren Einflüssen öffnet, ihren Duft und ihre ästhetische Schönheit verströmt und dabei stets die eigene Mitte, das Herz der Blüte, bewahrt.

Herzmeditation Rosenblüte

Die folgende Phantasiemeditation ist ein Weg, mit dem Bild und dem Duft der Rose die Qualitäten des Herzens zu entdecken und auszuweiten. Nehmen Sie sich ungefähr 15 bis 20 Minuten Zeit, in der Sie vollkommen ungestört sind. Geben Sie für diese Meditation 3 bis 4 Tropfen Rosenöl oder 5 bis 7 Tropfen einer Rosenkomposition in die Duftlampe.

- Setzen Sie sich ganz bequem auf einen Stuhl oder auf ein Kissen am Boden. Entspannen Sie den ganzen Körper von den Zehenspitzen bis zum Scheitel.
- Beobachten Sie, wie der Atem ruhig und gelassen ein- und ausfließt, lassen Sie dabei alle körperlichen Anspannungen los, und erlauben Sie dem Geist, langsam mehr und mehr zur Ruhe zu kommen.
- Konzentrieren Sie sich nun auf den Bereich in der Mitte der Brust, atmen Sie leicht und fließend in diesen Bereich. Nehmen Sie dabei den Rosenduft, der Sie umgibt, ganz bewusst wahr.
- Stellen Sie sich nun eine Rosenknospe im Bereich des Herzens vor, achten Sie auf die Farbe und die Form dieser Knospe, lassen Sie sich Zeit, bis das Bild vor Ihrem inneren Auge entsteht.
- Bei jedem Ausatmen beobachten Sie, wie diese Knospe sich langsam und behutsam öffnet, Blatt für Blatt.
- In Ihrer Vorstellung scheint die Sonne warm auf diese Blüte, und die Rose öffnet sich mehr und mehr dem Licht entgegen. Schließlich ist sie voll erblüht und geöffnet.
- So wie die Rose sich öffnet, öffnet sich auch Ihr Herz mehr und mehr für die eigene innere Schönheit, für Harmonie und Liebe.
- Verweilen Sie einige Momente bei dem Bild der voll erblühten Rose in Ihrem Herzen, und lassen Sie dann allmählich diese Vorstellung wieder verblassen und entgleiten.
- Lassen Sie diese Erfahrung für einige Minuten in der Stille nachklingen. Atmen Sie dann einige Male tief ein und aus, und bewegen Sie den Körper wieder.
- Nun öffnen Sie die Augen, um gestärkt in den Tag zu gehen.

»Eine Rose öffnet sich still. Attar, der Duft der Rosen, ist die Essenz der Rose. Es wachsen ihr Flügel, und sie erfüllt unser Leben mit Duft.« (Reshad Feild)

Altenpflege und Sterbebegleitung

Der Einsatz von Rosen- und anderen duftenden Ölen ermöglicht alten Menschen, eine ganz persönliche Atmosphäre um sich zu schaffen. Oft leiden sie gerade in den letzten Lebensjahren oder -wochen unter der Selbstentfremdung und Anonymität, die durch den Aufenthalt in Krankenhäusern und Altenheimen und die Pflege durch unbekannte Menschen entsteht.

»Der Tod ist ein natürlicher Teil des Lebens, und wir alle müssen uns ihm früher oder später stellen. Wenn wir auf einen friedvollen Tod hoffen, dann müssen wir in unserem Geist und in unserer Lebensführung den Frieden kultivieren.« (S. H. XIV Dalai Lama)
Der Prozess des Altwerdens und des Sterbens wird in der modernen westlichen Welt weitgehend ausgegrenzt. Wir verdrängen die unabwendbare Tatsache unserer eigenen Vergänglichkeit. Heute sterben viele Menschen in einem Alten- oder Pflegeheim und leiden häufig in dieser letzten Lebensphase an einer geistigen und körperlichen Vereinsamung. In der Auseinandersetzung mit dem Tod fühlen sie sich allein gelassen mit ihren tiefen Gefühlen von Angst, Trauer und Hilflosigkeit. Im Hinblick auf Sterbebegleitung hat Elisabeth Kübler-Ross gezeigt, dass mit bedingungsloser Liebe und Aufklärung über die Vorgänge beim Sterben ein friedvoller Übergang möglich ist.

Rosen am Lebensende

Das tröstende und erhellende Rosenöl sowie einige andere ätherische Öle sind eine unterstützende Möglichkeit, den Sterbeprozess zu begleiten, Gefühlstiefen zu harmonisieren, Frieden zu bringen und in der verbleibenden Lebenszeit die Schönheit des Augenblicks zu vermitteln. In den letzten Tagen und Stunden ist die Rose von allen Düften die beste Begleitung, um einen friedvollen Übergang zu erleichtern. Rosenöl mit seiner harmonisierenden Wirkung auf die Seele unterstützt den Prozess des vertrauensvollen Loslassens. Als Raumduft schafft es eine freundliche und liebevolle Atmosphäre. Bei innerer Unruhe und Schlaflosigkeit wirkt die Rose besänftigend und beruhigend. Neben der Rose eignen sich auch Nadelöle wie die kanadische Tanne, die Douglasia, und das als Schutzöl wirkende Zedernholz. Die Öle von Weihrauch, Myrrhe und Narde wurden traditionell als Salböle eingesetzt und eignen sich in Verbindung mit Rose zur Klärung der Raumluft und besonders für Massagen der Füße und Hände.

Eine gute Atmosphäre schaffen

In der ambulanten Pflege von alten Menschen und in Altenheimen werden mehr und mehr ätherische Öle verwendet. Mit Duftlampen lassen sich die Qualität der Raumluft erheblich verbessern und auf einfache Weise eine angenehme Atmosphäre schaffen, die den alten Menschen ebenso wie ihren Angehörigen und dem Pflegepersonal zugute kommt. Hier können neben Rosenölen auch Tannenöle und vor allem Zitrusöle eingesetzt werden, um eine zusätzliche Reinigung der Luft zu erreichen. Zum Verdunsten eignen sich aus Sicherheitsgründen elektrische Duftobjekte am besten.

Licht und klar
Zutaten: 2 Tropfen Rosenöl, 2 Tropfen Douglasia, 2 Tropfen Elemi

Tröstend und klärend wirkt die Mischung aus 3 Tropfen Rosenöl, 2 Tropfen kanadischer Tanne und 2 Tropfen Olibanum.

Hell und freundlich
Zutaten: 2 Tropfen Rosenöl, 2 Tropfen Palmarosa, 2 Tropfen Mandarine
▶ Die Öle auf den Stein der Duftlampe träufeln.

Zum Loslassen und bei tiefen Ängsten
Zutaten: 3 Tropfen Rosenöl, 2 Tropfen Neroli, 2 Tropfen Orange süß

Bei Unruhe und Schlaflosigkeit
Zutaten: 2 Tropfen Rosenöl, 2 Tropfen Römische Kamille, 2 Tropfen Zedernholz

Berührung bringt Trost

Viele Menschen in dieser Lebensphase leiden an einem Berührungsmangel. Tröstend und nährend ist hier die direkte Zuwendung über eine Massage der Hände oder der Füße mit Rosenpflegeölen. Für die Hautpflege älterer Menschen ist Rosenöl das Mittel der Wahl. Neben den pflegenden und regenerierenden Eigenschaften kann damit auch Infektionen vorgebeugt werden.

Hautpflege und Massage

Die Haut wird im Alter dünn, schuppig spröde und verhornt. Alte Haut braucht stark pflegende und nährende Substanzen und hautregenerierende Aromaöle. Als Basisöl werden am besten das wertvolle Hagebuttenkernöl sowie Weizenkeimöl eingesetzt.
Durch die Massage der Hände oder der Füße mit einem wertvollen Rosenpflegeöl können Sie alten Menschen eine große Freude bereiten. Besonders empfänglich für die Aufnahme von ätherischen Ölen sind die Handinnenflächen und die Fußsohlen.
Nehmen Sie zuerst beide Hände bzw. beide Füße zusammen in die eigenen Hände und halten diese für einen Moment. Dann tragen Sie das Ölgemisch auf und massieren es sanft in die Handinnenfläche und den Handrücken bzw. die Fußsohlen und den übrigen Fuß ein.

Die Angelikawurzel heißt auch Engelwurz und duftet würzig. Das Öl stärkt bei Schwächezuständen und steigert die Abwehrkräfte. Der erdige Geruch hilft bei zwanghaften Grübeleien, wieder zu innerer Klarheit zu kommen.

Hautpflegeöl Rezeptur 1
Zutaten: 50 ml Hagebuttenkernöl, 3 Tropfen Rosenöl, 3 Tropfen Rosengeranium, 1 Tropfen Olibanum, 2 Tropfen Sandelholz

Hautpflegeöl Rezeptur 2
Zutaten: 50 ml Hagebuttenkernöl, 50 ml Weizenkeimöl, 4 Tropfen Rosenöl, 4 Tropfen Linaloeholz, 3 Tropfen Myrrhe

Fußmassageöl – stärkend und durchblutungsfördernd
Zutaten: 25 ml Weizenkeimöl, 25 ml Mandelöl, 2 Tropfen Rosenöl, 2 Tropfen Palmarosa, 2 Tropfen Angelikawurzel, 3 Tropfen Zypressenöl

Fußmassageöl – beruhigend und harmonisierend
Zutaten: 25 ml Weizenkeimöl, 25 ml Mandelöl, 3 Tropfen Rosenöl, 2 Tropfen Narde, 1 Tropfen Olibanum, 2 Tropfen Linaloeholz

Handmassageöl – pflegend und harmonisierend
Zutaten: 25 ml Hagebuttenkernöl, 25 ml Jojobaöl, 3 Tropfen Rosenöl, 2 Tropfen Myrrhe, 2 Tropfen Douglasia

Über die Autorin

Barbara Krähmer ist Heilpraktikerin, Pädagogin und Aura-Soma-Beraterin. Seit vielen Jahren hat sie eine eigene Praxis mit den Schwerpunkten Aroma-, Farb-, Klang-, Körper- und Bach-Blütentherapie und allgemeine Naturheilkunde. Sie leitet Seminare in Aromatologie, Aromamassage und Meditation.

Widmung

Dieses Buch ist all jenen gewidmet, die dem Wunder des Lebens mit offenem Herzen begegnen und sich berühren lassen vom Duft der Rose – besonders jedoch Bernhard Mirwald, der mir den Zugang zum Reich der Düfte eröffnete.

Bezugsquellen

Echtes Rosenöl und andere naturreine ätherische Öle erhalten Sie:
In *Deutschland* bei Neumond – Düfte der Natur GmbH, Mühlfelder Straße 70, 82211 Herrsching, Tel. 0 81 52/88 00, Fax 0 81 52/22 11
In *Österreich* bei Mag. Josef Bitto, Linzer Straße 13, 4614 Marchtrenk, Tel. 00 43/72 43/5 45 60, Fax 00 43/72 43/5 45 60
In *Italien* bei La Piramide, Via Veronese 34/B, 25124 Brescia, Italia Tel./Fax 00 39/3 02 31 20 20

Hinweis

Das vorliegende Buch ist sorgfältig erarbeitet worden. Dennoch erfolgen alle Angaben ohne Gewähr. Weder Autorin noch Verlag können für eventuelle Nachteile oder Schäden, die aus den im Buch gemachten praktischen Hinweisen resultieren, eine Haftung übernehmen.

Literatur

Davis, Patricia: Aromatherapie von A–Z. Knaur Verlag. München 1996
Dierssen, Ingrid: Düfte helfen heilen. Hallwag-Verlag. Ostfildern 1997
Lavabre, Marcel: Mit Düften heilen. Bauer Verlag. Freiburg 1992
Lawless, Julia: Rosenöl. Econ Verlag. Düsseldorf 1996
Samel, Gerti/Krähmer, Barbara: Aromastoffe. Heilende Essenzen von A bis Z. Südwest Verlag. München 1997
Tisserand, Robert: Das ist Aromatherapie. Bauer Verlag. Freiburg 1993
Wabner, Prof. Dr. Dr. Dietrich: Duft des Herzens – Rosenöl. Schriftenreihe Rosenmuseum Steinfurth. Steinfurth 1993

Bildnachweis

AKG, Berlin: 5; bpk, Berlin: 6; Das Fotoarchiv, Essen: 12 (Dirk Eisermann), 88 (Sebastian Bolesch); Heidolph Theiss, Eching: 16; Neumond Düfte der Natur GmbH, Herrsching: U4, 85; Südwest Verlag, München: 22 (Karl Newedel), 32, 57, 70 (Michael Nagy), 58 (Hans Seidenabel); Tony Stone, München: 1 (Andrea Monikos), 44 (Chris Harvey), 90 (N.N.); Visum, Hamburg: 35 (Gebhard Krewitt); Zuche Michael, München: U1 (Fond u. Einkl.), 36, 40, 62, 69

Impressum

Redaktion:
Christine Waßmann

Projektleitung:
Nicola von Otto

Redaktionsleitung und medizinische Fachberatung:
Dr. med. Christiane Lentz

Bildredaktion:
Sabine Kestler

Produktion:
Manfred Metzger

Umschlag:
Till Eiden

Layout:
Wolfgang Lehner

DTP/Satz:
Mihriye Yücel

Druck:
Weber Offset, München

Bindung:
R. Oldenbourg, München

Printed in Germany
Gedruckt auf chlor- und säurearmem Papier

ISBN 3-7787-3687-6

Register